- 广东省教育厅广东省专业学位教学案例库建设项目（2023ANLK_018）成果
- 广东省卫生健康适宜技术推广项目（粤卫办科教函[2023]10号）成果
- 国家教育部中国高校产学研创新基金课题（2022MU042）成果
- 广州医科大学本科教学质量与教学改革工程建设项目（广医大发[2021]160号）成果

高级助产学

危重症疑难案例应急处置精选

主编 ｜ 陈云　翟巾帼　罗太珍

U0332133

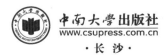

中南大学出版社
www.csupress.com.cn

·长沙·

《高级助产学危重症疑难案例应急处置精选》
编委会

◇ **主　编**

陈　云（广州医科大学附属第三医院）

翟巾帼（南方医科大学）

罗太珍（广州医科大学附属第三医院）

◇ **副主编**

刘　冰（广州医科大学附属第三医院）

杨　帅（广州医科大学附属第三医院）

张焕芳（广州医科大学附属第三医院）

钟柳英（广州医科大学附属第三医院）

韩利红（广州医科大学附属第三医院）

◇ **编　委**（按姓氏拼音排序）

陈　晨（广州医科大学附属第三医院）

陈　聪（南方医科大学附属深圳妇幼保健院）

陈冬梅（广州医科大学附属第三医院）

陈嘉欣（广州医科大学附属第三医院）

陈丽华（广州医科大学附属第三医院）

陈　沙（广州市第十二人民医院）

褚韵怡（广州新华学院）

关春敏（广州医科大学附属第三医院）

何　亚（深圳大学附属华南医院）

胡　静（广州医科大学附属第三医院）

黄乐琴（广州医科大学附属第三医院）

黄　园（湖南中医药大学第二附属医院）

黎思颖（广州医科大学附属第三医院）

李　萃（广州医科大学附属第三医院）

李海珊（广州医科大学附属第三医院）

刘海艳（广州医科大学附属第三医院）

聂　鑫（天津医科大学总医院）

沈　健（广州医科大学附属第三医院）

万　静（广州医科大学附属第三医院）

王晓玲（广州医科大学附属第三医院）

吴伟珍（广州医科大学附属第三医院）

许丹华（广州医科大学附属第三医院）

薛雨霄（广州医科大学附属第三医院）

杨长春（广州医科大学附属第三医院）

杨　淳（广州医科大学附属第三医院）

赵　荣（广州医科大学附属第三医院）

钟演珠（广州医科大学附属第三医院）

邹　婷（安康学院医学院）

序言

  孕产妇是一特殊人群，妊娠过程中其生理、心理都有很大变化，导致各脏器功能处于异常敏感和脆弱状态，轻微且常见的异常情况即可以带来远远超过非孕时的伤害，给母婴安全造成危险，如果护理观察不及时或治疗不当，更容易使病情加重，甚至危及母婴生命安全。广州重症孕产妇救治中心自1998年成立以来，医护团队始终聚焦于诊治妊娠期复杂、疑难的危急重症患者，在20多年的实践中逐渐摸索出一套以早期预警为特色的快速反应团队管理模式，有效提高重症孕产妇的及时处理率，从而降低孕产妇及围产儿死亡率。

  本书描述了26个真实的危重症孕产妇护理案例，总结了广州重症孕产妇救治中心团队的护理人员如何在工作中时刻警惕危险信号的征象，迅速识别患者病情变化，准确实施早期干预的护理救治经验。在编写上，字字立足于如何培养护理人员临床思维与护理决策的能力，内容分为危重孕产妇的生理特点，妊娠期、分娩期、产褥期常见并发症，以及妊娠合并内、外科疾病五个章节，每个章节包含不同类型的案例，每个案例将从案例介绍引入阶梯式的临床场景，运用思维导图结合孕产妇的病史、高危因素、临床表现、实验室检查等特点探讨护理问题，分析产生该护理问题的主要原因，从而制订个性化的护理措施，并追踪评价护理结局，最后通过个案思维要点对该案例的护理要点及知识延伸进行总结与拓展。

  编写团队成员均来自具有丰富孕产妇救治经验的广州重症孕产妇救治中心

的医护团队和南方医科大学的助产核心师资，他们中既有临床救治经验丰富的临床专家，也有教学经验丰富的教学专家，从专业角度对每份案例进行了分析和提炼，是一本难得的实践教材。同时，本书作为粤港澳大湾区助产专科实践教学基地的本科教学质量与教学改革工程项目及广东省适宜技术推广项目的研究成果之一，还将联合广州医科大学、南方医科大学等高校及广东省护理学会、广东省护士协会及粤港澳大湾区"护理研究及知识转移联盟"等平台共同创建科产教融合的实践教学基地的契机，在今后的临床教学实践中进行推广与应用，具有良好的围产及助产专科护士培养使用教材等应用前景。

2023-07-04 于广州

前言

　　在健康中国和三孩政策开放后，高龄高危孕产妇大幅增加，病理妊娠剧增且病情复杂，对多学科协作诊疗模式的需求增加，对医疗及护理的要求亦越来越高。

　　广州重症孕产妇救治中心自1998年创建以来，依托于拥有百年深厚历史积淀的广州医科大学附属第三医院（原柔济医院），是中国最早成立、救治范围最广、救治网络最健全的"重症孕产妇救治中心"。

　　重症孕产妇的诊治涉及多学科，多病共存，具有病情变化快、并发症风险高等特点，为了解决这一临床难题，笔者所在团队20多年来始终聚焦诊治妊娠期复杂、疑难危重症孕产妇，逐渐在临床实践中摸索出基于早期预警的快速反应团队管理模式，一线护理人员在孕产妇发生病情变化时能迅速识别，并准确实施早期干预，有效降低孕产妇及围产儿死亡率。这种创新的管理模式多次在国内外进行专项分享，曾获全国妇幼健康科学技术成果一等奖及广东省护理管理创新大赛二等奖等，获得广东省护理学会2021年度团体标准立项（T/GDNAS 020-2022）并于2022年12月发布，吸引了许多来自全国各地乃至境外同行来院交流。

　　本书致力于通过真实的案例进行教学，并将思维导图及思维要点框形式运用其中，以一种新的表现方式直观地展示了妊娠合并症及并发症的案例特点，不仅弥补临床情况下不能涵盖所有疾病类型的遗憾，还能锻炼读者的临床思维和决策过程，为临床护士提供解决问题的途径，也可供妇产科护理专业教师辅助教学使用，同时将个案护理模板提供给读者作为今后护理个案积累形式的参考。

虽然全体编委在编写时都不遗余力，但随着护理专业的迅速发展，随着学科之间的交叉融合，书中的内容很难与科技发展完全同步，加之我们的专业水平和多学科视野有限，书中难免有疏漏和不足之处，欢迎各位同行在阅读后不吝赐教，对我们的工作给予批评指正，以期再版修订时进一步完善，更好地为大家服务。

陈云

2023 年 7 月

目录

第一章
危重孕产妇的生理特点

　　妊娠和分娩是生理过程，但在这个过程中极易出现合并症与并发症，令女性的妊娠和分娩过程充满变化和不确定性，也会导致女性在妊娠前已有的各种内外科疾病在妊娠期加重，危及母儿安全。由于妊娠期疾病发展比较隐匿不易觉察，易对母亲及胎儿造成严重危害。而围产期给予医护人员处理的时间更是转瞬即逝，需要快准稳，所以须熟悉危重孕产妇生理特点，以期早识别、早预防、早处理。

一、心血管系统

(一) 高血压和子痫前期

1. 生理变化

(1) 基本病理生理变化是全身小动脉痉挛。

(2) 血压与全身血管阻力和心输出量成正比。

(3) 在心输出量增加可以充分代偿全身血管阻力下降之前，妊娠早期血压开始下降。血压持续下降至正常妊娠的中期，直到妊娠 22~24 周达到收缩压和舒张压的最低点，自此一直稳定上升至妊娠前水平直至足月。

(4) 血压通常在分娩后立即下降，随后升高，在产后 3~6 天达到高峰。

2. 临床特征

（1）孕前高血压：妊娠早期或 20 周前首次发现高血压可能是一个长期存在的慢性疾病，有时仅可回顾性诊断孕前高血压，即在分娩后 3~6 个月血压仍未恢复正常时。

（2）妊娠引起的高血压：妊娠高血压和子痫前期通常出现在妊娠的后半期，并在分娩后的 6 周内消失，但血压升高也可能延至产后 3 个月。

（3）子痫前期：子痫前期是一种妊娠特发的累及多系统的疾病，存在不可预测、多变且广泛的临床表现，与弥漫性血管内皮功能障碍有关。其临床表现具有显著异质性，各器官受损的严重程度、时间、进展及顺序均有很大的差异。

（4）子痫和其他神经系统表现：抽搐可能发生在产前（45%）、产时（18%~19%）或产后（36%）。

（二）妊娠期心脏病

1. 生理变化

（1）妊娠期的首要改变是外周血管扩张，导致体循环血管阻力下降，心输出量代偿性地增加约 40%。

（2）孕 20~28 周时心输出量达到最大，足月时轻度下降。

（3）接近足月时，孕妇的体位对母体和胎儿的血流动力学有显著的影响。仰卧位时妊娠子宫对下腔静脉造成压迫，导致回心血量约减少 25%。

（4）分娩期心输出量进一步增加，第一产程约增加 15%，第二产程约增加 50%。子宫收缩时，300~500 mL 血液自动回输至循环中。

（5）分娩后心输出量会有一个即刻的升高，随后约 1 h 心输出量迅速下降至分娩前水平。

（6）合并心血管疾病的孕产妇，大部分在第二产程和分娩后即刻会有肺水肿的风险。

2. 临床特征

（1）心悸、气短、劳力性呼吸困难、经常性胸闷、胸痛，可有发绀、杵状指、持续性颈静脉怒张等。

（2）肺动脉高压：是一种血流动力学改变，是非妊娠状态时，不存在左向右分流的情况下，肺动脉平均压升高，静息状态下达到或超过 25 mmHg，活动时达到或超过 30 mmHg。

二、血液系统

（一）生理性稀释

1. 生理变化

（1）正常妊娠期间血浆容量是逐渐增加的。

（2）至妊娠 34 周，大多数孕妇血浆容量约增加 50%，并且与新生儿出生体重呈正相关。

（3）由于血浆的增加多于红细胞增加，所以血红蛋白、红细胞压积和红细胞出现生理性下降，出现生理性血液稀释。

（4）正常妊娠期间血小板计数逐渐降低，但通常都在正常范围内。

（5）妊娠期间铁的需求量增加 2~3 倍，不仅用于合成血红蛋白，对于某些酶和胎儿生长也是需要的。妊娠期间叶酸需求量增加 10~20 倍，维生素 B_{12} 需求量增加 2 倍。

（6）妊娠期间凝血系统改变导致生理性高凝状态。凝血因子增加，纤维蛋白原含量比非妊娠妇女约增加 50%，使胎盘剥离面血管内迅速形成血栓，是预防产后出血的重要机制。

2. 临床特征

（1）贫血：大多数孕妇在妊娠晚期出现贫血症状，因为这时对铁的需求达到极量。孕妇可出现疲劳、嗜睡、头晕或晕厥等临床表现。

（2）血小板减少症：血小板计数>$50×10^9$/L，原发免疫性血小板减少性紫癜（ITP）患者发生毛细血管出血和紫癜的可能性小；血小板计数<$20×10^9$/L，应警惕自发性黏膜出血的风险。

（3）弥散性血管内凝血（DIC）：DIC 可能无症状或伴有大量出血，具体取决于其严重程度。

（二）高凝状态

1. 生理变化

（1）妊娠期间，机体凝血系统呈现生理性高凝状态（为产时止血做准备）。

（2）凝血因子浓度发生变化，纤维蛋白原水平升高约50%。

（3）妊娠过程会改变凝血功能，机体趋向高凝状态，孕妇在孕期及产后易发生静脉血栓。

（4）这种额外风险从妊娠早期开始出现，并至少持续到产后12周。

（5）下肢静脉血流淤滞的发生多与血管舒张功能异常、静脉血液流速缓慢相关，以左侧下肢静脉血栓形成更为常见。

2. 临床特征

（1）深静脉血栓形成：妊娠期间左下肢深静脉血栓（DVT）的发病率明显高于右下肢，与非妊娠患者相比，孕产妇髂股静脉血栓形成比腘股静脉血栓形成更为常见。

（2）肺栓塞：孕产妇发生血栓时，须高度警惕肺栓塞（PE）的发生。当孕产妇出现呼吸困难和胸痛、咳嗽、咯血时，尤其是突发性胸痛，应高度重视。

三、泌尿系统

1. 生理变化

（1）孕期肾集合系统存在明显扩张，这可能与孕酮所致输尿管平滑肌松弛或增大的子宫压迫膀胱或髂血管有关；右侧肾盂和输尿管扩张更明显。

（2）孕期存在生理性水钠潴留，80%的孕妇出现水肿。

2. 临床特征

（1）急性膀胱炎：尿频、尿急、排尿困难、血尿、蛋白尿和耻骨上疼痛。

（2）急性肾盂肾炎：发热、腰痛、呕吐、寒颤、蛋白尿、血尿和膀胱炎的伴随症状。

（3）泌尿系结石：尿路梗阻、感染、顽固性疼痛和出血。

四、呼吸系统

1. 生理变化

（1）与非孕期相比，孕妇的代谢率明显增加，耗氧量增加约20%，由此导致正常妊娠时需氧量显著增加。

（2）妊娠状态下，潮气量增加，呼吸频率基本维持不变，每分钟通气量较非孕期增加40%~50%。

（3）妊娠晚期，膈肌抬高减少了约20%的功能性残气量。由于膈肌本身活动并不受其限制，肺活量通常保持不变。

2. 临床特征

（1）妊娠期呼吸困难：妊娠各个阶段，孕妇均可出现呼吸困难，尤以妊娠晚期最为常见。呼吸困难往往出现在休息或说话时，有时在轻度活动后可以得到改善。

（2）肺炎：常见症状有咳嗽、发热、寒颤、呼吸困难及胸膜痛。有细菌性肺炎和病毒性肺炎，孕妇更容易罹患病毒性肺炎，如流感肺炎。

五、消化系统

（一）肝脏疾病

1. 生理变化

（1）妊娠期肝脏代谢增加。

（2）妊娠生理性血液稀释所致，血清总蛋白浓度下降；主要是因为血清白蛋白浓度下降了20%~40%。另外血容量的增加可能也会稀释血浆蛋白的浓度。

（3）整个孕期谷丙转氨酶（ALT）和门冬氨酸转氨酶（AST）的正常值上限均

有变化，从孕早期的 40 U/L 下降到孕晚期的 30 U/L。

2. 临床特征

（1）肝功能异常：50% 以上的患者会引起肝功能异常。转氨酶中等程度升高，胆红素轻度升高。如果转氨酶明显升高，尤其是出现黄疸的情况下，应考虑病毒性肝炎。

（2）病毒性肝炎：病毒性肝炎是引起肝功能异常最常见的病因。除了戊型肝炎，其他的病毒性肝炎在妊娠期与非妊娠期的临床表现无明显差异。

（3）妊娠期肝内胆汁淤积症（ICP）：患者会出现皮肤瘙痒，波及四肢和躯干，特别是手掌和脚底。大部分在妊娠晚期出现，早期较少。患者会有轻度肝功能异常、深色尿、纳差，通常在分娩后 48 h 恢复。

（4）HELLP 综合征：部分患者会有上腹部或右上腹的疼痛、恶心、呕吐，高血压伴有或不伴有尿蛋白，以及子痫前期的其他表现等；少部分会有肾损伤、胎盘早剥的特征。

（5）急性脂肪肝：是妊娠期最常见的导致急性肝功能衰竭的疾病，发生率低，约 1/10000，多发生于妊娠晚期，以明显的消化道症状、肝功能异常和凝血功能障碍为主要特征，起病急、病情重、进展快，严重危及母体及围产儿生命。

（二）胃肠道疾病

1. 生理变化

（1）妊娠期胃肠动力的变化包括食管下段压力降低、胃蠕动缓慢和胃排空延迟。

（2）胃肠动力在妊娠期普遍降低，小肠和大肠蠕动时间延长。

（3）这些改变可导致孕早期出现便秘、恶心和呕吐等症状。

2. 临床特征

（1）妊娠剧吐：孕早期发病，通常发生在孕 6~8 周。妊娠剧吐的特征是长时间严重的恶心和呕吐，导致体重减轻、脱水和电解质紊乱，体重下降超过孕前体重的 5%。

（2）便秘：排便次数减少，排便困难；一些孕妇可能会有腹胀、下腹不适和排气增加。可能导致患者排便时出血、瘙痒和疼痛。

（3）消化性溃疡：上腹痛，十二指肠溃疡可通过进食缓解，而胃溃疡进食后会加剧；会有烧心、恶心，孕期处于静止的溃疡可能会在产褥期复发。

（4）急性胰腺炎：与非妊娠期相同。突然发作的持续性上腹部疼痛，腹痛常呈持续性，阵发性加剧，可放射至腰背肩部，常伴有恶心、呕吐、腹胀、发热等，少部分患者有黄疸表现。

（5）急性阑尾炎：妊娠早期与非妊娠相似，常有转移性右下腹痛，伴恶心、呕吐、发热及右下腹压痛、反跳痛和腹肌紧张等。妊娠中晚期表现不典型，无明显的转移性右下腹疼痛，疼痛可见于右侧腰部，压痛、反跳痛和腹肌紧张常不明显。

六、内分泌系统

（一）糖尿病

1. 生理变化

（1）妊娠期间机体处于一种生理性胰岛素抵抗及糖耐量相对不耐受的状态，尤以孕晚期为甚。

（2）孕早期胰岛素敏感性增加，但孕中、晚期胰岛素抵抗进行性增加。

（3）因妊娠期生理性的糖代谢改变，若胰岛素分泌量的增加无法补偿妊娠生理性的胰岛素抵抗，就会出现胰岛素分泌相对不足导致的妊娠期糖尿病或糖尿病合并妊娠。

（4）妊娠期间饥饿可致甘油三酯分解增加，产生脂肪酸和酮体，使得酮症酸中毒的风险增加。这在妊娠晚期最为明显。

2. 临床特征

（1）1型糖尿病：患者大多为儿童及青少年，与胰岛素绝对缺乏有关，可有口渴、多尿、视物模糊、体重减轻和酮症酸中毒等症状。

（2）2型糖尿病：多见于老年人及超重者，在肥胖及高龄孕妇中也更为常见。其病因一是个体外周对胰岛素的抵抗，二是胰岛素分泌相对不足。

（二）甲状腺疾病

1. 生理变化

（1）肝脏合成甲状腺结合球蛋白增加。

（2）甲状腺素（T_4）和三碘甲状腺原氨酸（T_3）水平升高。

（3）妊娠期处于相对碘缺乏状态。

（4）妊娠早期孕妇血清甲状旁腺激素水平降低，中晚期逐渐升高，有利于为胎儿提供钙。

2. 临床特征

（1）甲状腺功能亢进症：怕热、心动过速、心悸、手掌红斑、情绪障碍、呕吐和甲状腺肿大。最突出的特征是体重减轻、震颤、持续心动过速、上睑迟滞和突眼。

（2）甲状腺功能减退症：体重增加、嗜睡和疲劳、脱发、皮肤干燥、便秘、腕管综合征、水钠潴留和甲状腺肿。妊娠期最典型特征是畏寒、反应缓慢、脉搏慢。

七、免疫系统

1. 生理变化

妊娠期间，母体免疫系统常会出现改变，从细胞免疫向体液免疫偏移。

2. 临床特征

（1）系统性红斑狼疮：狼疮的临床表现具有多样性，分为活动期和稳定期。初始可能局限于一个器官系统，随着疾病进展逐渐累及其他系统，或初始就累及多个系统。关节受累是最常见的临床表现，关节炎以压痛和肿胀为主，其他表现为皮肤受累、浆膜炎、肾脏受累、血液学表现等。

（2）抗磷脂综合征：反复动脉和（或）静脉血栓、血小板减少症，特别是发生于孕中期的死胎。

八、生殖系统

1. 生理变化

（1）子宫随着妊娠进展逐渐增大变软，子宫血管扩张、增粗，子宫血流量增加。自妊娠 12~14 周起，子宫可出现不规律无痛性收缩，随着妊娠进展而逐渐增加，但强度弱，持续时间短，不伴有宫颈的扩张。

（2）妊娠期卵巢排卵和新卵泡发育均停止。于妊娠 6~7 周前产生大量雌激素及孕激素，以维持妊娠继续。

2. 临床特征

（1）子宫破裂：子宫破裂多发生于分娩期，通常分为完全性破裂和不完全性破裂，多数由先兆子宫破裂进展为子宫破裂。先兆子宫破裂表现为产妇烦躁不安，呼吸、心率加快，下腹剧痛难忍，或少量阴道流血，继而子宫肌层部分或全层破裂。

（2）卵巢囊肿蒂扭转：典型症状是体位突然改变后发生一侧下腹剧痛，常伴恶心、呕吐甚至休克。妊娠期、产褥期子宫大小、位置改变时也会发生蒂扭转。

（3）子宫肌瘤变性：急性下腹痛，常伴呕吐、发热及肿瘤局部压痛，浆膜下肌瘤蒂扭转可有急性腹痛，子宫黏膜下肌瘤由宫腔向外排出时也可引起腹痛。

九、参考文献

[1] 谢幸，孔北华，段涛. 妇产科学 [M]. 9 版. 北京：人民卫生出版社，2018.

[2] 安力彬，陆虹. 妇产科护理学 [M]. 7 版. 北京：人民卫生出版社，2023.

[3] 赵扬玉. 产科危急重症 [M]. 北京：人民卫生出版社，2021.

第二章
妊娠期常见并发症危重症疑难案例

第一节 一例孕早期糖尿病酮症患者的个案护理

糖尿病酮症(diabetic ketosis，DK)和糖尿病酮症酸中毒(diabetic ketoacidosis，DKA)是较为常见的病理性酮症状态。妊娠期女性可因为严重的妊娠反应而发生酮症。妊娠期母体血浆中酮体对胎儿大脑及神经发育均会产生不良影响，与胎儿畸形密切相关。正常人血液中酮体含量极少，当某种生理状态(如饥饿、禁食、严重的妊娠反应)导致体内糖供应障碍，或病理状态(如糖尿病)导致胰岛素急剧缺乏而使体内糖利用障碍时，体内酮体及游离脂肪酸的产生超过机体代偿能力，导致酮血症和酮尿症。孕期胰岛素抵抗、饥饿、呕吐及机体缓冲能力下降等生理变化使得糖尿病孕妇更易并发糖尿病酮症酸中毒。非孕期糖尿病酮症酸中毒多发生在血糖>16.9 mmol/L 时，当孕期血糖>11.1 mmol/L 时即可出现，而且孕期疾病进展速度快于非孕期。可见，孕期关注高危人群的酮症监测，及时识别并处理至关重要。

一、案例介绍

【病史】

主诉：37 岁，因"停经 6^{+3} 周，发现血糖升高 4 天"门诊入院。

现病史：患者平素月经规律，本次妊娠为自然受孕。停经 30 余天自测尿妊娠试验阳性。孕 6^{+3} 周空腹血糖 11.68 mmol/L，糖化血红蛋白 9.5%，未予产检。孕 7 周行早孕超声提示宫内妊娠如 7 周,可见胎心搏动。患者孕期有口干多饮,精神食欲佳,睡眠好,大小便正常。孕前体重 56 kg,BMI(孕前)22.43 kg/m²,现体重 57.1 kg,孕期体重共增加 1.1 kg。

既往史:2017 年确诊 2 型糖尿病,出院后予盐酸二甲双胍片治疗,自诉病情稳定后遵医嘱停药(具体停药时间不详);2018 年因妊娠合并糖尿病使用胰岛素降糖处理(最高使用 12 U/天,血糖控制不详),产后复查 OGTT 6.2-10.39-9.05 mmol/L,糖化血红蛋白 5.9%,后再未监控血糖。

孕产史:孕 4 产 1,育 0 子 1 女,分别于 2013 年及 2016 年因孕 11⁺周及孕 7⁺周稽留流产行清宫手术,自诉无染色体异常;2018 年足月阴道分娩 1 活女婴,胎重 3650 g,产程顺利。

【体格检查】

生命体征:体温 36.6℃;脉搏 83 次/min;呼吸 20 次/min;血压 104/74 mmHg。

产科情况:外阴发育正常;阴道通畅,可见少量白色阴道分泌物;宫颈肥大;子宫增大如孕周,质软,无压痛;双附件区未及包块,无压痛及反跳痛。

【辅助检查】

血常规检查:白细胞 10.58×10^9/L($3.5\sim9.5\times10^9$/L),中性粒细胞 7.10×10^9/L($1.8\sim6.3\times10^9$/L),血红蛋白 134 g/L(115~150 g/L),红细胞压积 39.3%(35%~45%)。

生化检查:空腹血糖 7.03~12.5 mmol/L(3.9~6.1 mmol/L),酮体 1.0 mmol/L(0~0.3 mmol/L),糖化血红蛋白 9.5%(4.0~6.0%),肌酐 44 μmol/L(41~73 μmol/L),尿酸 188 μmol/L(155~357 μmol/L),尿素 4.17 mmol/L(2.6~7.5 mmol/L)。

血气分析:pH 7.38(7.35~7.45),PCO_2 28.1 mmHg(35~45 mmHg),PO_2 75.9 mmHg(80~100 mmHg),K⁺ 3.2 mmol/L(3.4~4.5 mmol/L),Na⁺ 133 mmol/L(136~146 mmol/L),Cl⁻ 122 mmol/L(98~106 mmol/L),乳酸 1.3 mmol/L(0.5~1.6 mmol/L)。

尿液分析:葡萄糖(+),酮体(+),尿蛋白(-),尿白细胞(+),上皮细胞 63 个/μL(0~12 个/μL)。

超声检查:子宫前位,子宫增大,宫内妊娠,如孕 7⁺周,胚胎存活。

【诊疗经过】

入院后予完善各项检查,调整胰岛素剂量及消酮等处理后血糖控制稳定,酮体转阴性,电解质紊乱情况得到纠正后予出院(图2-1)。静脉使用胰岛素期间血糖波动及胰岛素用量情况见表2-1和图2-2,停用静脉胰岛素泵后饮食与血糖变化情况见表2-2。

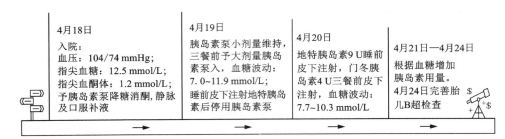

图2-1 患者住院期间的诊疗经过

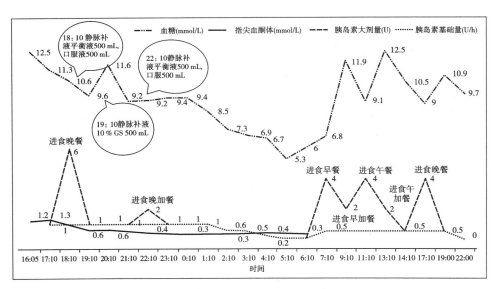

图2-2 静脉胰岛素泵使用期间血糖、血酮体、胰岛素使用量情况

表 2-1 静脉使用胰岛素期间血糖波动及胰岛素用量情况

日期	时间	血糖 /(mmol·L⁻¹)	指尖血酮体 /(mmol·L⁻¹)	胰岛素 大剂量/U	基础率 /(U·h⁻¹)	治疗方案
4月 18日	16:05	12.5	1.2			
	17:10	11.3	1.3		1	NS 50 mL+50 U
	18:10	10.6		6		平衡液 500 mL, 口服 500 mL
	19:10	9.6	0.6			10% GS 500 mL
	20:10	11.6	0.6			
	21:10	10.2	0.4			
	22:10	9.2	0.4	2		平衡液 500 mL, 口服 500 mL
	23:10	9.4				
4月 19日	0:10	9.4	0.3			
	1:10	8.5				
	2:10	7.3	0.3		0.6	
	3:10	6.9			0.5	
	4:10	6.7	0.4		0.2	
	5:10	5.3			暂停	
	6:10	6.0	0.3			
	7:10	6.8		4	0.5	
	9:10	11.9		2		
	11:10	9.1		4		
	13:10	12.5		2		
	14:10	10.5				
	17:10	9.0		4		
	19:00	9.7			停用	

表 2-2　停用静脉胰岛素泵后饮食与血糖变化情况

日期	孕周/周	空腹	早餐后	午餐前	午餐后	晚餐前	晚餐后	睡前	胰岛素（RI）剂量方案/U	热量/kcal	空腹体重/kg	早-中-晚运动时长/min
		/(mmol·L⁻¹)										
4月20日	7^{+2}	9.4	8.2	7.7	8.1	8.2	10.3	8.4	4-4-4-9	1700	57.1	10-20-20
4月21日	7^{+3}	8.4	8.3	5.9	9.2	7.4	6.9	7.2	4-4-7-12	1600	57	10-20-10
4月22日	7^{+4}	6.7	10.4	6.4	8.6	6.8	8.8	8.5	4-6-7-12	1640	57.3	10-20-15
4月23日	7^{+5}	8.2	9.8	7.3	9.2	7.6	8.5	8.0	6-6-7-12	1750	57.2	15-15-15
4月24日	7^{+6}	7.3	8.8	5.8	6.8	5.9	8.7	6.3	6-8-7-14	1680	57.5	15-20-20
4月25日	8	6.6	8.9									

【出院诊断】

（1）糖尿病酮症；

（2）妊娠合并糖尿病；

（3）孕 4 产 1 孕 7 周单活胎妊娠状态。

二、护理评估及措施

根据疾病/病症、健康状况、生理功能、ICF 自理能力及并发症风险五大维度进行高级护理健康评估。开通静脉通道，迅速遵医嘱予胰岛素静脉泵入降血糖、消酮对症处理，动态监测血糖、血酮、电解质的变化，并全面评估饮食摄入情况。查找产生酮症的原因，考虑为妊娠期间未规律产检，糖尿病合并妊娠的漏诊及饮食不合理。详细护理评估及措施见表 2-3。

表 2-3　患者住院期间高级护理健康评估情况及其护理措施

评估维度	评估内容	评估情况	护理措施
疾病/病症	妊娠合并高血糖	1. 2017 年确诊 2 型糖尿病； 2. 2018 年妊娠合并糖尿病：未规范治疗及监测血糖	1. 密切观察患者意识、生命体征、出入量； 2. 观察血糖、血酮变化
健康状况	1. 母体：生命体征、活动、排泄、食欲、营养等； 2. 胎儿：孕 4 产 1 孕 6^{+3} 周单活胎； 3. 心理：情绪与社会支持方面	1. 能量过剩，三大营养素比例失调； 2. B 超提示：如孕 7^+ 周，可见胎心搏动； 3. 焦虑：担心血糖控制不佳及胎儿致畸或流产，依从性一般	1. 控制总能量、调整饮食结构，并制定运动方案； 2. 个性化指导患者饮食、运动及血糖监测等方法； 3. 讲解疾病相关知识，指导患者关于糖尿病合并妊娠自我管理及孕期保健知识
生理功能	内分泌功能、循环功能、消化功能、肝肾功能、电解质紊乱、泌尿系统等	1. 血糖升高： 空腹血糖 11.68 mmol/L，糖化血红蛋白 9.5%； 2. 电解质紊乱： K^+ 3.2 mmol/L， Na^+ 133 mmol/L， Cl^- 122 mmol/L； 3. 消化泌尿：口干、多饮、多尿	1. 遵医嘱予降糖、消酮及纠正电解质紊乱等处理； 2. 注意呼吸有无烂苹果味，以及有无发热、咳嗽症状； 3. 指导活动时注意防跌倒，离床时家属陪伴
ICF 自理能力	躯体活动和移动、自理能力、排泄功能、社会能力	1. BADL 评分 100 分； 2. 角色认知：对疾病的自我管理能力不足	讲解血糖及酮症对母婴的影响，以加强其自我管理及孕期保健能力
并发症风险	1. 糖尿病酮症酸中毒； 2. 低血糖	1. 血糖 12.5 mmol/L，酮体 1.2 mmol/L，pH 7.384； 2. 进食不足； 3. 使用胰岛素注射	1. 遵医嘱予消酮、降糖及纠正电解质紊乱等处理； 2. 监测血压，重视主诉； 3. 监测血糖、血酮体

三、护理问题分析

该患者妊娠期发生酮症的原因可能有哪些？结合主诉、病史、体征及辅助检查进行评判性思考及判断。

妊娠期发生酮症的
可能原因思维导图

四、个案思维要点

1. DKA 的常见诱因：妊娠期间漏诊、未及时诊断或治疗糖尿病、胰岛素治疗不规范、饮食控制不合理、产程中和手术前后应激状态、合并感染、应用糖皮质激素等。

2. DKA 的诊断方法：当随机血糖水平>11.1 mmol/L 时应及时监测尿酮体和血酮体，出现酮症时建议行血气分析明确诊断。

3. DKA 的处理原则：围产期 DKA 的处理原则同非妊娠期的处理原则相一致，初始治疗关键在于快速静脉补充生理盐水和胰岛素。

五、参考文献

[1] 张炜，徐先明.妊娠期糖尿病酮症酸中毒的预测及预警[J].中国实用妇科与产科杂志，2021，37(11)：1115-1118.

[2] 秦庆新，肖正华，谢晓斌.妊娠期糖尿病孕妇酮体、肌醇含量变化与胎儿畸形的相关性[J].分子影像学杂志，2016，39(3)：229-231.

[3] Dalfrà M G, Burlina S, Sartore G, et al. Ketoacidosis in diabetic pregnancy[J]. J Matern Fetal Neonatal Med, 2016, 29(17)：2889-2895.

[4] 中华医学会糖尿病学分会.中国 2 型糖尿病防治指南(2020 年版)[J].国际内分泌代谢杂志，2021，41(5)：482-548.

[5] 中华医学会妇产科学分会产科学组，中华医学会围产医学分会，中国妇幼保健协会妊娠合并糖尿病专业委员会.妊娠期高血糖诊治指南(2022)[J].中华妇产科杂志，2022，57(2)：81-90.

[6] 徐卫芳.161 例糖尿病酮症酸中毒合并心衰补液治疗体会[J].河南医学研究，2018，27(10)：1855-1856.

[7] 林秀芳，郑剑珍，孟荣翰.急诊护理干预对糖尿病酮症酸中毒伴急性心力衰竭患者的影响[J].心血管病防治知识，2022，12(4)：88-90.

第二节　一例孕中期引产介入术后子宫破裂患者的个案护理

由于近年来剖宫产率居高不下，随着"全面二孩"及"三孩"等生育政策的改变，有剖宫产史再次妊娠的比例增加。一旦发生胎盘前置状态，胎盘植入的风险也相应增加。终止妊娠时由于胎盘不能自行剥离或者只能部分剥离，可导致大出血、感染、子宫破裂，甚至危及生命。为了减少大出血等严重并发症的发生，对于孕早、中期胎盘植入患者，目前临床上推荐终止妊娠的方法为择期剖宫取胎术或子宫局部病灶切除及子宫瘢痕修补术，并在术前24~48 h内行双侧子宫动脉栓塞术（uterine artery embolization，UAE）或放置腹主动脉/髂内动脉球囊，以减少术中大出血的风险。这种方法能阻断病灶血供，减少出血量，能保留患者生育能力，且具有微创和安全的优点。但UAE术后疼痛发生率高达92.7%，其中29.0%~34%为严重疼痛，极易与先兆子宫破裂的腹痛、阴道流血等症状混淆。护理上应密切观察宫缩、疼痛、阴道流血及生命体征的变化，对存在胎盘植入的孕妇，当出现子宫破裂典型或不典型临床表现时，都应警惕子宫破裂的发生。

一、案例介绍

【病史】

主诉：36岁，因"停经16$^+$周，阴道反复流血2个月，减胎术后1周"收治入院。

现病史：平素月经规律，定期规律产检；停经30天测尿妊娠试验阳性，停经6周出现早孕反应，曾因阴道流血予保胎治疗。孕12周于当地医院行超声及MRI检查，均提示瘢痕妊娠，胎盘植入（穿透型），因反复阴道流血2个月要求终止妊娠。于1周前（孕15$^+$周）在外院行胎儿心内注射氯化钾减胎术，拟1周后行剖宫取胎术，患者拒绝，签字出院后转入我院。孕前体重50 kg，BMI（孕前）20.5 kg/m^2，现体重52.5 kg。

既往史：自诉因甲状腺功能亢进行碘[131]治疗后1年，提示"甲状腺功能减退"，目前复查指标控制正常。否认"乙肝、结核"等传染病，否认"高血压、糖尿病、输血史"等，暂未发现药物食物过敏史。

孕产史：孕4产1，人工流产2次，剖宫产1次。

【体格检查】

生命体征：体温36.2℃；脉搏67次/min；呼吸20次/min；血压96/59 mmHg。

查体：神志清楚，自主体位，查体配合。全腹膨隆，全腹肌软，无压痛及反跳痛。墨菲征阴性，肝区无叩击痛。

专科检查：宫底位于脐耻之间，无压痛及反跳痛，未闻及胎心，未扪及明显宫缩。

阴道检查：宫颈光滑，少许褐色分泌物。

【辅助检查】

血常规检查：白细胞（14.62~14.96）×10^9/L[（3.5~9.5）×10^9/L]，血红蛋白96.00~122.00 g/L（115~150 g/L），降钙素原0.034~0.049 ng/mL（0~0.046 ng/mL）。

超声检查（11月14日，孕12[+]周）：宫底部宫腔内见63 mm×36 mm混合回声团，胎盘下缘覆盖宫颈内口，胎盘内可见多处无回声区，可疑胎盘植入（穿透型）。

超声检查（12月7日，孕16[+]周）：死胎，中央型前置胎盘伴胎盘植入（前壁、左壁、后壁中下段、右壁下段）。

MRI检查（12月8日，孕16[+]周）：中央型前置胎盘，子宫中下段广泛植入，部分穿透至相邻膀胱顶壁可能；宫腔内及宫颈内积血，宫内单胎妊娠，死胎。

【诊疗经过】

入院后予完善各项检查，并经多学科讨论后拟尽快行剖宫取胎术，并在术前24 h内行双侧子宫动脉栓塞术以减少术中大出血的风险。18:00介入术后持续诉腹痛不适，予制动及止痛对症处理。次日7:20送手术室术中发现胎盘穿透子宫前壁，遂行剖宫取胎术+子宫修补术。术后继续抗感染及输血、输液治疗，伤口愈合好，贫血纠正后予出院（图2-3）。

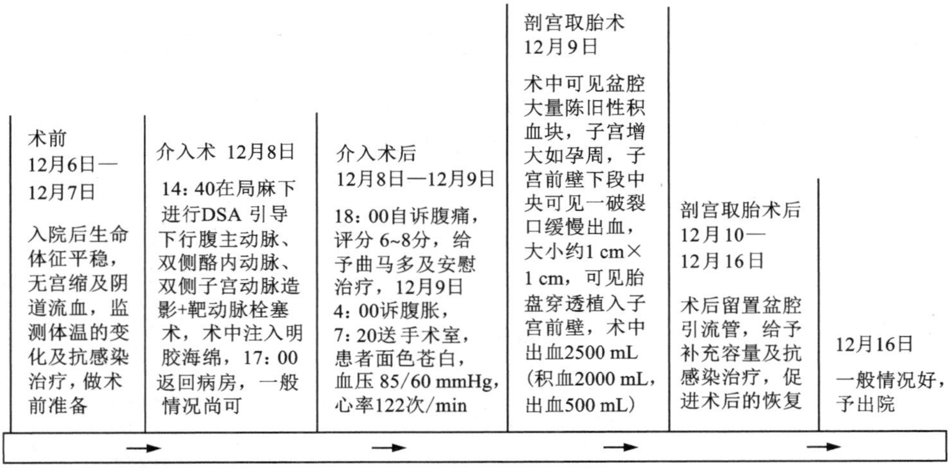

术前 12月6日— 12月7日 入院后生命体征平稳，无宫缩及阴道流血，监测体温的变化及抗感染治疗，做术前准备	介入术 12月8日 14：40在局麻下进行DSA引导下行腹主动脉、双侧酪内动脉、双侧子宫动脉造影+靶动脉栓塞术，术中注入明胶海绵，17：00返回病房，一般情况尚可	介入术后 12月8日—12月9日 18：00自诉腹痛，评分6~8分，给予曲马多及安慰治疗，12月9日4：00诉腹胀，7：20送手术室，患者面色苍白，血压85/60 mmHg，心率122次/min	剖宫取胎术 12月9日 术中可见盆腔大量陈旧性积血块，子宫增大如孕周，子宫前壁下段中央可见一破裂口缓慢出血，大小约1 cm×1 cm，可见胎盘穿透植入子宫前壁，术中出血2500 mL（积血2000 mL，出血500 mL）	剖宫取胎术后 12月10—12月16日 术后留置盆腔引流管，给予补充容量及抗感染治疗，促进术后的恢复	12月16日 一般情况好，予出院

DSA：数字减影血管造影。

图 2-3　患者住院期间的诊疗经过

【出院诊断】

(1) 子宫破裂；

(2) 穿透性胎盘植入；

(3) 产后出血；

(4) 失血性休克；

(5) 子宫动脉栓塞术；

(6) 瘢痕子宫；

(7) 孕 4 产 1 孕 16⁺ 周剖宫取胎术后。

二、护理评估及措施

患者在介入术后返回病房即诉持续性腹痛难忍，经镇痛处理后疼痛无明显缓解，反而伴有血压下降及心率增快的情况。护士根据疾病/病症、健康状况、生理功能、ICF自理能力及并发症风险五大维度进行高级护理健康评估，立即报告医生并开通静脉通道，严密监测下送手术室，不排除子宫破裂的可能。详细护理评估及措施见表2-4。

表 2-4 患者住院期间高级护理健康评估情况及其护理措施

评估维度	评估内容	评估情况	护理措施
疾病/病症	瘢痕子宫胎盘植入	1. 剖宫产 1 次,人工流产 2 次; 2. B 超及 MRI 示"胎盘植入"; 3. 少量阴道褐色分泌物	1. 观察生命体征的变化; 2. 有无宫缩及阴道流血; 3. 保持静脉通道及配血
健康状况	1. 母体:生命体征、意识、睡眠、活动、食欲、营养代谢、排泄等; 2. 胎儿:死胎(氯化钾心内注射); 3. 心理:情绪与社会支持方面	1. 术前生命体征平稳;睡眠及活动正常,大小便正常;BMI:20.5 kg/m^2; 2. 介入术后疼痛剧烈;术后 1 h 疼痛评分 6~8 分;两次止痛处理后无明显缓解; 3. 血压下降,心率增快:血压(85~138)/(53~82) mmHg,心率 70~122 次/min; 4. 术后制动:予右下肢制动,半流饮食,留置尿管; 5. 情绪烦躁,明显焦虑;社会支持良好	1. 监测生命体征的变化,观察下肢皮温及足背动脉的搏动; 2. 完善术前检查,解释检查及治疗意义; 3. 观察腹痛、宫缩及阴道流血情况; 4. 评估疼痛的特点,并遵医嘱予阶梯式镇痛处理; 5. 警惕子宫破裂的发生,开通静脉通道,做好输血输液准备; 6. 向病人或家属说明病情、治疗方法和护理措施
生理功能	循环功能	1. 面色苍白; 2. 术晨血压 85/60 mmHg,心率 122 次/min; 3. 随机血糖 11.9 mmol/L	1. 介入术后:观察生命体征及疼痛变化; 2. 剖宫产术后:观察宫缩及阴道流血情况
ICF 自理能力	1. 躯体活动和移动; 2. 自理能力评估	1. 介入术后右下肢制动 6 h,剖宫产术后卧床休息; 2. BADL 评分 30~60 分	1. 指导患者床上活动及离床活动原则; 2. 协助生活护理
并发症风险	1. 感染; 2. 产前大出血; 3. 子宫破裂	1. 反复出血 2 个月; 2. B 超及 MRI 均提示"胎盘植入",介入术后诉腹痛(疼痛评分 6~8 分),见图 2-4	1. 预防感染,观察宫缩、阴道流血; 2. 即配血、备皮等术前准备,即送手术

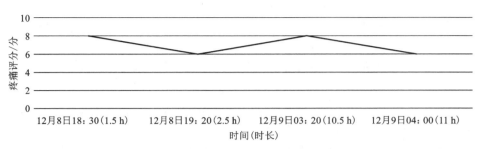

图 2-4　介入术后疼痛评分情况

三、护理问题分析

介入术后发生疼痛
的可能原因思维导图

该患者介入术后返回病房反复诉腹痛的原因可能有哪些？结合主诉、病史、体征及辅助检查进行评判性思考及判断。

四、个案思维要点

(1)瘢痕子宫等高危患者出现腹痛应警惕子宫破裂的发生：对于有瘢痕子宫、胎盘植入介入术后患者，应鉴别腹痛性质、疼痛阈值、生命体征变化。

(2)实体器官栓塞后立即出现严重的术后疼痛应注意鉴别：因为组织短暂性缺血并迅速(<30 min)导致栓塞组织出现酸中毒。UAE术后疼痛的特征模式为术后0~2 h因全子宫缺血引起急性疼痛，5~8 h为平台期，8 h后子宫肌层血流恢复而使疼痛迅速减轻，与子宫破裂的疼痛特点可以进行鉴别。

(3)胎盘植入中期引产患者应在术前建立多学科救治团队：由妇产科、超声科和麻醉科等相关科室组成临床多学科综合治疗团队，做好大量输血的方案准备，并密切观察宫缩、疼痛、阴道出血及生命体征的变化。

注：实体脏器指心、肝、脾、肺、肾，子宫为空腔脏器。

五、参考文献

［1］陈敦金，杨慧霞.胎盘植入诊治指南（2015）［J］.中华产科急救电子杂志，2016，5（1）：26-31.

［2］中华医学会计划生育学分会.剖宫产后中期妊娠胎盘前置状态伴植入终止妊娠的专家共识［J］.中华妇产科杂志，2018，53（9）：585-589.

［3］安天志，周石.介入手术围手术期疼痛管理［J］.介入放射学杂志，2022，31（10）：1015-1019.

［4］陈晓玲，张锦云，范翠平，等.多学科疼痛管理护理路径在剖宫产术后子宫瘢痕妊娠行子宫动脉栓塞术患者的应用［J］.中华现代护理杂志，2022，28（19）：2613-2617.

［5］薛松，刘彩霞，张爱霞.子宫动脉栓塞患者疼痛管理的研究进展［J］.安徽医学，2021，42（8）：953-955.

［6］李秀芳，吴杰，周艳，等.穿透性胎盘植入致自发性子宫破裂12例临床分析［J］.中华妇产科杂志，2020，55（10）：691-696.

第三节　一例妊娠晚期子宫破裂患者的个案护理

子宫破裂是一种妊娠晚期或分娩期子宫体部或子宫下段发生破裂，直接危及孕产妇和胎儿生命的严重并发症。根据子宫浆膜层是否完整可分为完全性和不完全性子宫破裂，临床表现主要为胎心异常、腹痛、阴道流血、血流动力学不稳定等。子宫破裂一般发生在妊娠晚期或产程中，完全性破裂后有典型的临床表现；而不完全性破裂由于宫腔内容物没有进入腹腔，往往缺乏临床症状而容易被忽视。对于有瘢痕子宫、产道异常等高危因素的急腹症患者，医护人员应警惕子宫破裂的发生；同时要根据临床症状、体征、辅助检查等，与合并内科、外科、妇科等疾病引起的类似症状、临床表现相区别，及早发现病情变化，及时处理，减少母婴不良结局的发生。

一、案例介绍

【病史】

主诉：36 岁，因"停经 36^{+5} 周，突发下腹痛 1 小时"，由急诊车床入院。

现病史：患者平素月经规律，定期规律产检，分别于孕 29^+ 周及孕 35^+ 周时曾因下腹坠胀考虑"先兆早产，胎盘植入不伴出血"入住我院；经抑制宫缩及促胎肺成熟治疗，症状缓解后出院。1 小时前如厕后出现脐周剧痛，呈持续性，无阴道流血、流液及恶心呕吐等不适。孕前体重 60 kg，BMI(孕前)23.4 kg/m^2，现体重 75 kg。

既往史：既往发现 α 地中海贫血，无高血压、糖尿病、心脏病等。

孕产史：孕 5 产 2，育 0 子 1 女，体健，2007 年、2009 年、2013 年曾行剖宫产术。2007 年因"羊水过少"行剖宫产术，产后 1 周新生儿因"误吸"夭折；2009 年孕 24 周因"胎儿先天性心脏病"行剖宫取胎术；2013 年因"瘢痕子宫"孕 36 周在外院行剖宫产术；2015 年"孕 40 天"行药物流产。

【体格检查】

生命体征：体温 36.5℃；脉搏 70 次/min；呼吸 20 次/min；血压 110/60 mmHg。

查体：神志清楚，自主体位，查体配合。全腹膨隆，全腹肌软，脐下压痛，可疑反跳痛，墨菲征阴性，肝区无叩击痛。腹痛呈持续性，程度剧烈，脐周为主，疼痛评分 8 分。

产科情况：宫高 33 cm，腹围 114 cm，先露头，未衔接。胎方位 LOT，未衔接。胎心音 132 次/min，宫体无压痛，未扪及规律宫缩。

阴道检查：宫口未开。

【辅助检查】

血常规检查：白细胞 12.92×10^9~16.79×10^9/L[（3.5~9.5）×10^9/L]，血红蛋白 78~109 g/L（115~150 g/L），红细胞压积 26.1%~34.8%（35%~45%）。

超声检查：肝胆脾胰超声未见异常，腹腔少量积液。

产科超声检查：如孕 36$^+$周，单活胎；胎重 3006 g，胎盘位于子宫前壁，胎盘植入（部分性）；羊水最大区 4.0 cm，羊水指数 13.1 cm。

MRI 检查：胎盘主体位于子宫前壁及左侧壁；左前下壁局部血管流空信号影稍丰富，胎盘粘连；宫颈周围较多迂曲血管影。

【诊疗经过】

入院后予完善各项检查，立即做好术前准备行紧急剖宫产。术中可见子宫前壁血管暴露于浆膜层，可见一约 3 mm×3 mm 破口，遂行剖宫产术+子宫修补术。术后予镇痛及预防感染等对症治疗，术后伤口愈合良好，予术后第四天出院（图 2-5）。

术中发现破裂的子宫
高清彩图

5月16日凌晨	5月16日上午	5月17日	5月19日	5月21日
入院主诉腹痛剧烈，予完善相关实验室及B超检查；考虑先兆子宫破裂可能，予术前准备急诊行剖宫产	术程顺利，生命体征平稳，失血700 mL，留置盆腔引流管通畅，术日累计引流量420 mL，病房阴道出血135 mL。总出血量达1355 mL	诉切口疼痛，宫缩好，阴道出血少，未排气排便，指导活动饮食，中频治疗及甘油灌肠	一般情况可，腹胀较前缓解，继续予中频治疗及甘油灌肠，有排气排便。查血色素80 g/L，予口服补铁	术后第4天，产妇一般情况可，无腹胀腹痛，切口愈合良好，敷料干洁，予出院

图 2-5　患者住院期间的诊疗经过

【出院诊断】

（1）不完全性子宫破裂；

（2）胎盘植入不伴出血；

（3）瘢痕子宫（3 次）；

（4）孕 5 产 3 孕 36^{+5} 周单活婴剖宫产；

（5）不良孕产史（胎儿畸形史）。

二、护理评估及措施

根据疾病/病症、健康状况、生理功能、ICF 自理能力及并发症风险五大维度进行高级护理健康评估。开通静脉通道、密切观察患者生命体征、持续胎心监护，警惕子宫破裂的发生，立即做好术前检查急诊送手术。详细护理评估及措施见表 2-5。

表 2-5　患者住院期间高级护理健康评估情况及其护理措施

评估维度	评估内容	评估情况	护理措施
疾病/病症	持续性脐周剧痛	1. 三次瘢痕子宫：2007 年、2009 年、2013 年； 2. 急性起病面容，疼痛评分 8 分，全腹肌软，脐下压痛，墨菲征（-），肝区无叩击痛； 3. 产科 B 超及 MRI 均提示胎盘植入；胎盘粘连	1. 密切观察患者意识、生命体征、出入量； 2. 严密监测宫缩、胎心及子宫先兆破裂的征象； 3. 动态观察疼痛的性质、程度、部位； 4. 请普外科急会诊，完善超声及检验等检查
健康状况	1. 母体：生命体征、睡眠、活动、排泄、食欲、营养代谢等； 2. 胎儿：孕 5 产 2 孕 36^{+5} 周单活胎； 3. 心理：情绪与社会支持方面	1. BMI（孕前）23.4 kg/m^2，孕期增重 12 kg，饮食规律，无不洁进食史； 2. 宫体无压痛，未扪及宫缩；附件区未触及包块等； 3. 有不良孕产史（3 次），有明显焦虑情绪	1. 安慰患者，倾听其诉说内心的感受； 2. 嘱丈夫陪护，缓解焦虑

续表2-5

评估维度	评估内容	评估情况	护理措施
生理功能	循环功能、消化功能、肝肾功能等	1. 循环功能：无休克症状； 2. 消化泌尿超声无特殊； 3. 凝血及肝功能结果无特殊	解释各项检查及治疗的意义，取得患者及其家属的积极配合
ICF 自理能力	自理能力评估	BADL 评分 60 分	卧床期间须协助患者大小便、饮食、活动等
并发症风险	先兆子宫破裂、卵巢囊肿蒂扭转、急性阑尾炎	1. 孕 36$^+$ 周，3 次瘢痕子宫； 2. 突发持续性脐周剧痛； 3. MRI 提示胎盘植入； 4. 血红蛋白呈下降趋势（图 2-6）	1. 迅速开通静脉通道，持续心电监护及胎心监测（宫缩、胎心变化）； 2. 立即做好配血、备皮等术前准备，送急诊手术

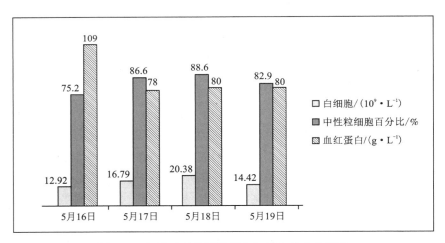

图 2-6　入院后感染指标及血红蛋白的变化情况

三、护理问题分析

　　该患者入院时伴有剧烈腹痛的原因可能有哪些？结合主诉、病史、体征及辅助检查进行评判性思考及判断。

妊娠期发生剧烈腹痛的可能原因思维导图

四、个案思维要点

（1）子宫破裂高危因素：瘢痕子宫破裂以不完全破裂为多见，主要因素有子宫手术次数、前次剖宫产的手术方式、并发感染、切口愈合不良、再次妊娠时间间隔短、胎盘植入等。

（2）子宫破裂临床表现：子宫破裂通常是渐进的，多数由先兆子宫破裂进展为子宫破裂。先兆子宫破裂的四大主要临床表现是病理性缩复环、腹痛、胎心率变化及血尿。

（3）子宫破裂早期识别：不完全性子宫破裂发生时往往缺乏先兆症状，临床体征不明显，有时破裂处伴有压痛。应结合患者的生命体征变化、症状和体征，充分评估患者的腹痛或腹胀情况，做到及早识别病情变化，并早期干预。

五、参考文献

［1］谢幸，孔北华，段涛.妇产科学［M］.9版.北京：人民卫生出版社，2018.

［2］刘霞，陈燕萍，陈志琴.妊娠期子宫破裂22例临床分析［J］.创伤与急诊电子杂志，2020，8（3）：131-134.

［3］彭冬梅.预防性护理对先兆子宫破裂和子宫破裂的应用效果［J］.河南医学研究，2019，28（10）：1909-1910.

［4］靳瑾，王志坚.子宫破裂常见原因及预防［J］.中国实用妇科与产科杂志，2022，38（8）：787-791.

［5］王晔，陈岚.17例完全型子宫破裂临床分析［J］.中国计划生育和妇产科，2022，14（6）：92-95.

第四节　一例妊娠晚期急性脂肪肝患者的个案护理

妊娠期急性脂肪肝(acute fatty liver of pregnancy，AFLP)是一种罕见的发病于妊娠晚期的疾病，偶可于妊娠早期及产后发现。该病发病隐匿，病情危急，可导致多种脏器的功能损害；预后差，早期临床症状不典型，可仅表现为恶心、呕吐、厌食、上腹部不适等胃肠道症状。常见的实验室异常指标有血清总胆红素升高、转氨酶升高、白细胞计数增多、凝血功能异常、肾功能异常、血糖降低等。临床表现多样且缺乏特异性表现，早期诊断较困难，类似于子痫前期和溶血肝功能异常血小板减少综合征(hemolysis，elevated liver function and low platelet count syndrome，HELLP 综合征)。因此尽早识别急性脂肪肝是十分必要的。

一、案例介绍

【病史】

主诉：28 岁，因"停经 39^{+6} 周，发现皮肤及巩膜黄染 1 天"入院。

现病史：患者平素月经规律，定期规律产检。孕早期有明显恶心、厌食、呕吐等早孕反应，持续至孕 4 月后逐渐缓解。孕 5 月余自觉胎动至今。1 天前无明显诱因下自觉皮肤及巩膜黄染，偶伴恶心、呕吐，呕吐胃内容物 1 次，食欲欠佳，尿色黄，大便如常，无腹胀不适，上腹隐痛，无阴道流血、流液等。孕前体重 46 kg，BMI(孕前)22.2 kg/m^2，现体重 54 kg，孕期体重共增加 8 kg。

既往史：乙肝病毒携带者，无高血压、糖尿病、心脏病等。

孕产史：孕 1 产 0。

【体格检查】

生命体征：体温 36.7℃；脉搏 92 次/min；呼吸 20 次/min；血压 125/81 mmHg。

腹部体征：皮肤巩膜黄染，腹部膨隆，上腹隐痛，无压痛及反跳痛。

产科情况：宫高 31 cm，腹围 92 cm，先露头。胎方位 LOA，未衔接。胎心音 132 次/min，胎心规则，律齐。宫体无压痛，未扪及宫缩。估计胎儿体

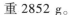

重 2852 g。

阴道检查：骶岬未触及，骶骨中弧，坐骨棘Ⅰ度凸，坐骨切迹可容三横指，骶尾关节活动度好，尾骨不翘。胎膜存。宫颈居中，宫口未开，先露 S-4，宫颈 Bishop 评分 2 分。

【辅助检查】

肝肾功能检查：丙氨酸氨基转移酶(ALT) 119 U/L(7~40 U/L)，天门冬酸氨基酸(AST) 259 U/L(13~35 U/L)，总胆汁酸(TBA)136.6 μmol/L(0.14~9.66 μmol/L)。

凝血常规检查：凝血酶原时间(PT) 12 s(8.8~13.8 s)；部分凝血活酶时间(APTT) 50.2 s(28~42 s)。

肝胆超声检查：肝形态大小正常，肝回声弥漫性增强，光点细而密，呈雪花状。

【诊疗经过】

入院后予完善各项检查，考虑妊娠期急性脂肪肝(诊断标准见表 2-6)，立即做好术前准备行紧急剖宫产。术程顺利，术后予护肝、降脂、镇痛及预防感染等对症治疗(管理路径见图 2-7)。术后伤口愈合良好，予出院(图 2-8)。入院期间肝肾功能等指标的变化情况见表 2-7。

表 2-6　AFLP 的诊断标准

类别	诊断标准
临床症状	呕吐、腹痛、烦渴或多尿、肝性脑病
生化指标	胆红素>14 μmol/L(0.8 mg/dL) 血糖<4 mmol/L(72 mg/dL) 尿酸>340 μmol/L(5.7 mg/dL) 白细胞计数>11×10^9/L 转氨酶>42 U/L 血氨>47 μmol/L(27.5 mg/dL) 血清肌酐>150 μmol/L(1.7 mg/dL) PT>14 s 或 APTT>34 s
超声检查	腹水或明亮肝
肝组织活检	微泡脂肪变性

注：表中所有指标的异常以检测实验室所定标准进行界定，符合 6 个及以上的条目诊断为 AFLP；PT 表示凝血酶原时间；APTT 表示活化部分凝血活酶时间。

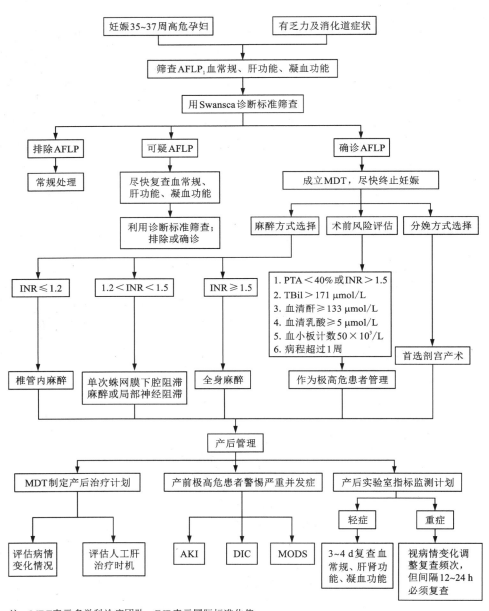

注：MDT表示多学科诊疗团队；INR表示国际标准化值；
PTA表示凝血酶原活动度；TBil表示总胆红素；AKI表示急性肾功能损伤；
DIC表示弥漫性血管内凝血；MODS表示多器官功能障碍综合征。

图 2-7 AFLP 的管理路径

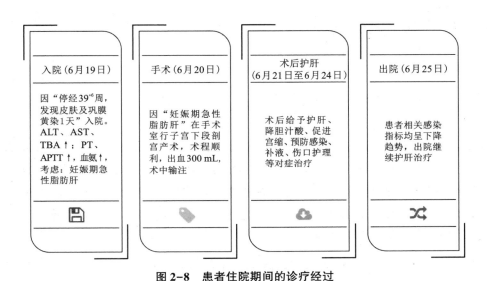

图 2-8　患者住院期间的诊疗经过

表 2-7　入院后肝肾功能等指标的变化情况

检查项目	日期					
	6 月 19 日	6 月 20 日	6 月 21 日	6 月 22 日	6 月 23 日	6 月 24 日
AST/(U · L^{-1})	259	219.0	76	50.0	44.0	37
ALT/(U · L^{-1})	119	88	68	59	29	22
血糖/(mmol · L^{-1})	6.5	3.6	3.4	2.9	6.5	3.0
总胆红素/(mmol · L^{-1})	136.9	181.0	123.5	118.5	60.6	23.3
尿酸/(μmol · L^{-1})	444	655	461	252	150	101.7
肌酐/(μmol · L^{-1})	141	184.6	143	91.4	61.4	52
TBA/(μmol · L^{-1})	136.6	98.6	88.6	86.5	49.5	44.8
APTT/s	50.2	46.3	40.7	42.4	39.6	35
血氨/(mmol · L^{-1})	69	—	68.2	49.7	37.3	27

【出院诊断】

（1）妊娠期急性脂肪肝；

（2）孕 1 产 1 孕 39^{+6} 周头位单活胎剖宫产。

二、护理评估及措施

根据疾病/病症、健康状况、生理功能、ICF 自理能力及并发症风险五大维度进行高级护理健康评估。患者具有凝血功能障碍、肝肾功能异常及低血糖，应积极护肝，抗感染，必要时纠正凝血功能障碍等对症治疗。动态观察患者ALT、AST、APTT、白细胞、CRP 等变化情况，给予正确的饮食及活动指导。详细护理评估及措施见表 2-8。

表 2-8　患者住院期间高级护理健康评估情况及其护理措施

评估维度	评估内容	评估情况	护理措施
疾病/病症	妊娠期急性脂肪肝	1. 病史：乙肝病毒携带者； 2. 体征：精神、胃纳差，上腹隐痛，伴恶心、呕吐；全身皮肤及巩膜黄染； 3. 辅助检查：肝肾功能异常，胆汁酸升高，凝血功能异常	1. 予心电监护及胎心监护； 2. 迅速配合医生完善各项检查，做好急诊手术准备； 3. 遵医嘱予护肝、降脂对症处理，必要时予血浆置换； 4. 做好预防性产后出血的准备，术后密切观察出血
健康状况	1. 母体：生命体征、睡眠、活动、排泄、食欲、营养代谢等； 2. 胎儿：孕 1 产 0 孕 39^{+6} 周单活胎； 3. 心理：情绪与社会支持	1. 精神纳差，睡眠欠佳，全身乏力，厌油，伴恶心呕吐，尿液偏黄； 2. 宫高 31 cm，腹围 92 cm，先露头，胎心音 132 次/min；胎动正常； 3. 反复主诉担心胎儿	1. 指导住院期间的饮食，低脂肪、优质蛋白饮食； 2. 观察皮肤、瞳孔、尿色等； 3. 指导患者正确自数胎动，每天进行胎心监测； 4. 关注患者心理变化
生理功能	消化功能、肝功能、肾功能	1. 偶有呕吐，呕吐物为胃内容物，上腹部隐痛； 2. 转氨酶、胆汁酸、肌酐、尿酸升高	1. 准确记录出入量情况，观察尿量的变化； 2. 定期复查肝肾功能及凝血功能

续表2-8

评估维度	评估内容	评估情况	护理措施
ICF自理能力	躯体活动和移动自理能力	BADL评分为65分,大部分需要人照顾	卧床休息,减少机体消耗,协助大小便及饮食等
并发症风险	1. 产后出血; 2. 感染; 3. 低血糖	1. 凝血酶原时间,凝血酶时间延长; 2. 白细胞、CRP上升; 3. 随机血糖2.9 mmol/L	1. 观察意识情况、阴道出血量,注意有无鼻出血、消化道出血等出血倾向; 2. 遵医嘱予抗感染治疗; 3. 严密观察血糖变化,警惕低血糖的昏迷

三、护理问题分析

该患者肝功能异常的原因可能有哪些?结合主诉、病史、体征及辅助检查进行评判性思考及判断。

妊娠期发生肝功能异常
的可能原因思维导图

四、个案思维要点

(1)早期终止妊娠是AFLP治疗的关键:无论胎儿是否发育成熟,是否存活,一旦确诊,应尽早终止妊娠,同时加强对症支持治疗,维持患者机体内环境的稳定。

(2)乙型肝炎病毒感染促进AFLP发生:乙型肝炎病毒引起肝脏灶性炎症和非特异性炎症,进而促进AFLP的发生。乙肝病毒携带者患者存在感染、子痫前期等则较容易诱发AFLP。

(3)AFLP与HELLP综合征部分临床症状相似:HELLP综合征为妊娠期高血压疾病的严重并发症,以溶血、血小板减少和肝酶升高为表现,会造成肝功能衰竭,但无肝性脑病的表现。

(4)应注重AFLP患者早期症状:注意观察上腹不适、厌食、黄疸等早期症状,积极协助尽早诊断;加强母婴监护,加强对产后出血、感染等并发症的观察和护理,做好健康宣教及出院指导。

五、参考文献

［1］中华医学会妇产科分会产科学组.妊娠期急性脂肪肝临床管理指南（2022）［J］.临床肝胆杂志，2022，38（4）：776-785.

［2］李涵，顾宁，戴毅敏.妊娠期急性脂肪肝31例临床分析［J］.中国计划生育和妇产科，2022，14（6）：96-99，112-113.

［3］代冬梅，唐仕宇，许汪斌，等.妊娠期急性脂肪肝与HELLP综合征患者临床特征比较［J］.中华危重病急救医学，2022，34（6）：624-629.

［4］Ye R Z, Mai Z H, Pan X Y, et al. Acute fatty liver of pregnancy causes severe acute pancreatitis and stillborn fetus：A case report［J］. Medicine, 2021, 100（16）：e25524-e25524.

第五节　一例子痫前期合并可逆性脑后部白质病变综合征患者的个案护理

可逆性脑后部白质病变综合征(reversible posterior encephalopathy syndrome, PRES), 主要临床症状包括头痛、癫痫样发作、视物模糊、精神或意识障碍等神经功能受损等。头颅 CT 或者 MRI 检查, 发现在大脑的后部, 特别是枕叶的部位出现白质水肿。这种水肿是可逆性的, 具有自限性。其发病机制尚不明确, 临床症状缺乏特异性, 诊断主要依赖影像学检查。常见病因有高血压脑病、妊娠合并子痫前期或子痫、各种肾病肾功能不全、结缔组织病、免疫抑制剂应用等。由于 PRES 与妊娠期高血压疾病关系密切, 近年来该病逐渐被产科医生认识。若能做到早诊断、早治疗, 大部分 PRES 患者可在较短时间内好转, 不留后遗症; 若延误诊治, 严重者可导致永久性神经功能障碍等, 甚至可危及母儿生命。护理上应注意总结其临床表现、影像学特征、治疗及转归, 提高对该病的认识, 以期做到及早发现, 并配合有效治疗。

一、案例介绍

【病史】

主诉: 35 岁, 因"停经 27⁺⁴ 周, 发现血压升高伴头痛 3 天, 视物模糊 2 天"入院。

现病史: 患者平素月经规律。本次妊娠为自然受孕, 孕期不定期产检。孕早期无恶心、呕吐等早孕反应, 早期未行 NT 检查, 未行 OGTT 试验。患者于 3 天前出现无明显诱因的头痛, 为枕部疼痛。当时无头晕、眼花、视物模糊等不适, 在当地住院治疗, 查血压 175/95 mmHg, 尿蛋白(+++)。住院 1 天, 予降压、解痉治疗后, 头痛消失, 但出现左眼视物模糊, 伴头晕眼花, 转诊至我院。患者睡眠、饮食欠佳, 大小便正常, 颜面及四肢浮肿。孕前体重 48 kg, BMI(孕前)21.3 kg/m², 现体重 57 kg, 孕期增重 9 kg。

既往史: 否认慢性病史、传染病史; 否认药物、食物过敏史。

孕产史: 孕 2 产 0, 2009 年曾行清宫术一次。

【体格检查】

生命体征：体温 36.5℃；脉搏 97 次/min；呼吸 20 次/min；血压 169/100 mmHg。

查体：神志清，精神尚可。有头痛，枕部间断性波动性疼痛，疼痛评分 2 分。颈软，颈静脉无怒张，肝心界叩诊无扩大。双侧瞳孔等大等圆，对光反射灵敏。颜面部及双上肢无水肿，双下肢水肿明显。全腹膨隆，全腹肌软，无压痛、反跳痛等不适。

产科情况：宫高 28 cm，腹围 88 cm，胎方位头位，未衔接。胎心音 132 次/min，未扪及明显宫缩。宫颈 Bishop 评分 2 分。全身皮肤未见黄染、瘀点，双下肢浮肿(+++)。

【辅助检查】

血常规检查：血红蛋白 121~129 g/L(115~150 g/L)，红细胞压积 29.6%~38.5%(35%~45%)，血小板 143×10⁹/L[(100~300)×10⁹/L]。

肝肾功能：血清肌酐 56 μmol/L(41~73 μmol/L)；ALT 28.3 U/L(7~40 U/L)。

尿常规：尿蛋白(+++)。

超声检查：肝胆、泌尿、心脏超声均无异常。

产科超声检查：子宫内妊娠，如孕 26⁺周，单活胎。脐动脉血流频谱异常。

头颅 MRI 检查：①双侧枕叶、双侧顶叶、右侧半卵圆中心异常信号，考虑脑水肿(可逆性脑后部白质病变综合征)，请结合临床及复查；②双侧上颌窦、筛窦轻度炎症；③左侧横窦、左侧乙状窦细小，余 MRV 示静脉窦未见异常。

【诊疗经过】

入院后予完善各项检查，请相关科室会诊，予降压、解痉、镇静等支持对症治疗。住院期间血压控制欠佳，症状未缓解，胎儿脐血流异常，充分评估母婴情况，予水囊引产，阴道分娩，产后第四天恢复良好，予出院(图 2-9)。

11月14日	11月15日	11月21日	11月22日 08:10	11月25日
因"停经27⁺⁴周，发现血压升高伴头痛3天，视物模糊2天"入院，完善相关检查，对症治疗	进一步完善相关检查，请相关科室会诊，予降压、解痉、镇静治疗	血压控制欠佳，症状未缓解，胎儿脐血流异常，充分评估母婴情况及知情同意，予水囊引产，放弃胎儿	自然排出一死胎，胎盘、胎膜自然娩出，宫缩良好，阴道出血少，生命体征平稳，无头痛、头晕不适	患者症状改善，无不适，予出院，高危门诊随访

图 2-9　患者诊疗经过

【出院诊断】

（1）重度子痫前期；

（2）可逆性脑后部白质病变综合征；

（3）胎儿生长受限；

（4）孕 2 产 0 孕 27^{+4} 周单胎引产术后。

二、护理评估及措施

根据疾病/病症、健康状况、生理功能、ICF 自理能力及并发症风险五大维度进行高级护理健康评估。入院后积极控制血压，监测胎儿情况及自觉症状，警惕子痫、HELLP 综合征等并发症的发生，做好用药护理及观察。详细护理评估及措施见表 2-9。

表 2-9　患者住院期间高级护理健康评估情况及其护理措施

评估维度	评估内容	评估情况	护理措施
疾病/病症	血压升高伴头痛，视物模糊	1. 病史：孕 27^{+4} 周，重度子痫前期； 2. 体征：血管搏动性头疼，疼痛评分 4 分；口服降压药物血压控制有波动； 3. 用静脉降压药物：尼卡地平； 4. 口服安定片	1. 密切观察患者意识、生命体征、出入量； 2. 严密监测胎心、胎动情况； 3. 注意自觉症状，头痛及视物模糊情况是否加重； 4. 用药护理：注意药物的不良反应及效果； 5. 请相关科室急会诊，完善各种检查、检验
健康状况	1. 母体：生命体征、睡眠、活动、排泄、食欲、营养代谢等； 2. 胎儿：孕 2 产 0 孕 27^{+4} 周单活胎； 3. 心理：情绪与社会支持方面	1. BMI（孕前）21.3 kg/m²，孕期增重 9 kg，饮食规律； 2. 睡眠欠佳，大小便正常； 3. 胎心胎动正常，无宫缩及出血，胎儿发育偏小； 4. 患者明显焦虑情绪，反复诉说担心胎儿安全；担心自身疾病会危及生命	1. 安慰患者，倾听产妇诉说内心的感受； 2. 丈夫陪护，缓解焦虑； 3. 介绍成功案例，增强战胜疾病的信心； 4. 加强医患沟通，充分告知，充分知情同意

续表2-9

评估维度	评估内容	评估情况	护理措施
生理功能	循环功能、呼吸功能、消化功能、肝肾功能等	1. 消化泌尿超声无特殊； 2. 血常规及肝功能无异常； 3. 凝血常规 D-二聚体及纤维蛋白原升高； 4. 尿常规：尿蛋白(+++)； 5. 头颅 MRI：可逆性脑后部白质病变	1. 解释各项检查及治疗的意义，取得患者配合； 2. 严密监测生命体征变化及自觉症状，头痛、视物模糊情况是否加重等； 3. 做好用药护理，保障用药安全
ICF 自理能力	自理能力评估	BADL 评分 60 分	生活部分可以自理，需要协助
并发症风险	1. HELLP 综合征； 2. 颅内压增高； 3. 右心功能不全； 4. 呼吸功能不全	1. 血压、心率无明显变化，间断有胸闷、心悸伴加重； 2. 可逆性脑后部白质病变综合征(脑水肿的早期表现)； 3. 双下肢有水肿，伴肿胀； 4. 呼吸频率正常；经皮血氧饱和度及血气分析血氧正常	1. 开通静脉通道，持续心电监护，备好各种抢救仪器于床边； 2. 观察患者自觉症状，关注各种检查结果

三、护理问题分析

该患者在 11 月 17 日 8:00 呕吐胃内容物 20 mL，可能的原因有哪些？结合主诉、病史、体征及辅助检查进行评判性思考及判断。

妊娠期发生呕吐的
可能原因思维导图

四、个案思维要点

（1）子痫前期合并可逆性脑后部白质病变综合征：临床表现多样，脑病是最常见的临床症状，轻者仅有轻度意识模糊，重者可重度昏迷；还包括头痛和视觉障碍、局灶性神经功能缺失，神经症状有恶心、呕吐。多数患者可同时出现上述多个症状。尽管大多数情况下都是可逆的，但是也可能危及孕产妇生命安全。大多数患者如果早期得到及时的治疗将完全康复。如果没有得到充分治疗，脑水肿可能引起严重的并发症而导致死亡。

（2）子痫前期并发可逆性脑后部白质病变综合征早期识别：虽然可逆性脑后部白质病变综合征病程良性可逆，但须建立在及时诊断和正确有效的干预上，故早期识别意义重大。因此，一旦子痫前期或子痫孕妇出现以上预警征象，护士应及时发现患者病情变化，早期预警；同时立即进行相关检查，及时确诊、及早干预，以改善预后。

五、参考文献

［1］中华医学会妇产科学分会妊娠期高血压疾病学组.妊娠期高血压疾病诊治指南（2020）［J］.中华妇产科杂志，2020，55（4）：227-238.

［2］Hinchey J，Chaves C，Appignani B，et al. A reversible posterior leukoencephalopathy syndrome［J］.Massachusetts Medical Society，1996，334（3）：17-45.

［3］唐志坚，刘国莉，王雁，等.妊娠合并可逆性后部脑病综合征6例临床分析［J］.实用妇产科杂志，2015，31（8）：631-634.

［4］方小波，陈敦金，贺芳，等.重度子痫前期或子痫孕妇合并可逆性后部白质脑病综合征的危险因素分析［J］.中华妇产科杂志，2017，52（1）：40-46.

［5］夏丽坤，卢敏，罗佳，等.子痫前期及子痫致可逆性后部脑病综合征的MRI表现［J］.中国医学物理学杂志，2019，36（3）：4.

［6］Marrone L，Gadonski G，Diogo L P，et al. Posterior reversible encephalopathy syndrome：differences between pregnant and non-pregnant patients［J］.Neurology International，2014，6（1）：142-148.

第三章
分娩期常见并发症危重症疑难案例

第一节　一例足月阴道分娩产妇产程中
发生低血糖的个案护理

全球妊娠合并糖尿病患病率为 9.3%~25.5%，中国为 9.3%~18.9%。糖尿病本身不是剖宫产指征，但是如果忽视了对糖代谢异常妊娠产妇产程中的血糖管理，就可出现生产时血糖水平波动大，严重者可发生酮症酸中毒、胎儿窘迫、新生儿窒息及新生儿低血糖。产程中影响血糖波动的非药物因素主要有疼痛、饮食、活动等。产程中耗能是正常情况下的 60 倍，剧烈的宫缩阵痛会使产妇的基础代谢率增加，使体内胰岛素的作用降低，引起血糖增高；疼痛还引起产妇焦虑、紧张等，导致产妇的进食欲望降低及活动量减少，供需的不平衡会让产妇在分娩过程中的血糖水平快速下降。与之相反，在产程中适当活动，比如采用自由体位、分娩球等，可以增加大脑的兴奋性，同时合理运用呼吸肌肉放松技巧，可以减轻分娩的紧张感，对于稳定血糖也起到一定的作用。

一、案例介绍

【病史】

主诉：35 岁，因"停经 37^{+3} 周，阴道流液 2 小时"入院。

现病史：患者平素月经规律，本次妊娠为自然受孕，孕期一直在本院规律产检。停经 30 余天自测尿妊娠试验阳性，孕早期（12 周）发现甲状腺功能减低，现口服优甲乐 75 μg/d。孕 16 周自觉胎动至今，孕 24 周 OGTT 为 5.8-15.3-10.6 mmol/L，诊断妊娠期糖尿病。孕 26 周曾因血糖控制不理想入院，经胰岛素控制血糖（门冬胰岛素 2-4-4 U 三餐前皮下注射），血糖控制平稳，逐渐减少胰岛素。孕 36 周停用胰岛素。孕前体重 60 kg，BMI（孕前）20.76 kg/m²，孕期增重 14 kg。

既往史：否认"高血压、糖尿病、肾病、心脏病"，否认"结核、肝炎"等传染病史。无药物食物过敏。

孕产史：孕 2 产 0，2019 年因稽留流产行清宫术。

家族史：否认家族遗传病、精神病、传染病史。

【体格检查】

生命体征：T 36.6℃；P 89 次/min；R 20 次/min；BP 124/80 mmHg。

产科情况：宫高 31 cm，腹围 101 cm；先露头，胎方位 LOA，未衔接，胎心音 144 次/min；宫缩不规则。

阴道检查：宫口容 1 指，宫颈消退 80%，居后，先露头，S-2。胎膜已破，子宫后穹隆见液池，见清亮液体自宫颈管流出，进行 pH 试纸检测，试纸变蓝。

【辅助检查】

血常规检查：白细胞 12.8×10⁹/L（3.5×10⁹~9.5×10⁹/L），降钙素原 0.037 ng/mL（0~0.046 ng/mL），中性粒细胞 10.28×10⁹/L［（1.8~6.3）×10⁹/L］，中性粒细胞百分数 81.3%（40~75%）。

超声检查：肝胆脾胰超声未见异常。

产科超声检查：估计胎儿体重 3331 g，颈后脐带影一周。

【诊疗经过】

10 月 15 日入院后予完善各项检查，使用缩宫素进行催引产，密切监测血糖波动情况、母婴安全和产程进展情况。总产程时间 9 h 16 min（第一产程 7 h 15 min；第二产程 1 h 46 min；第三产程 15 min）；会阴Ⅰ度裂伤；产后 2 h 出血 285 mL。产后予常规护理，10 月 17 日予出院（图 3-1）。

【出院诊断】

（1）胎膜早破；

（2）妊娠期糖尿病；

（3）妊娠合并甲状腺功能减退症；

（4）脐带绕颈 1 周；

（5）孕 2 产 1 孕 37^{+3} 周单活婴，顺产后。

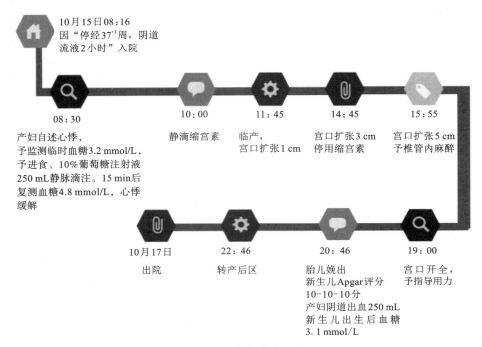

10月15日08：16
因"停经37^{+3}周，阴道流液2小时"入院

08：30
产妇自述心悸，予监测临时血糖3.2 mmol/L，予进食、10%葡萄糖注射液250 mL静脉滴注。15 min后复测血糖4.8 mmol/L，心悸缓解

10：00
静滴缩宫素

11：45
临产，宫口扩张1 cm

14：45
宫口扩张3 cm
停用缩宫素

15：55
宫口扩张5 cm
予椎管内麻醉

19：00
宫口开全，予指导用力

20：46
胎儿娩出
新生儿Apgar评分10-10-10分
产妇阴道出血250 mL
新生儿出生后血糖3.1 mmol/L

22：46
转产后区

10月17日
出院

图 3-1　患者诊疗经过

二、护理评估及措施

根据疾病/病症、健康状况、生理功能、ICF 自理能力及并发症风险五大维度进行高级护理健康评估。糖尿病妊娠患者临产后严密观察血糖、血酮变化及持续胎心监护，鼓励进食和运动，积极进行镇痛管理，维持血糖在 6~10 mmol/L。详细护理评估及措施见表 3-1。

表 3-1　患者住院期间高级护理健康评估情况及其护理措施

评估维度	评估内容	评估情况	护理措施
疾病/病症	妊娠期糖尿病	1. 孕 24 周行 OGTT 结果：5.8-15.3-10.6 mmol/L； 2. 孕 26 周至 27 周住院调血糖，经胰岛素控制血糖（门冬胰岛素 2-4-4 U 三餐前皮下注射），控制血糖平稳，逐渐减少胰岛素； 3. 孕 36 周停胰岛素，糖尿病饮食	1. 入院后，临产前采用七段监测血糖，临产后按照 q 2 h（潜伏期）和 q 1 h（活跃期）监测血糖，血糖波动在 3.2~9.7 mmol/L； 2. 通过饮食和运动、疼痛管理进行血糖管理（图 3-2）
健康状况	1. 母体：生命体征、睡眠、活动、排泄、食欲、营养代谢、疼痛情况等； 2. 胎儿：孕 2 产 0 孕 37⁺³ 周单活胎	1. 既往无心脏病，产检心电图结果正常； 2. 一般情况：自诉心悸不适，夜间临产睡眠欠佳，精神疲倦，纳差，入院前未进食，伴有手抖，随机血糖 3.2 mmol/L； 3. 疼痛评分：入院时 2 分，因宫缩强增加评分为 8 分； 4. 入院胎心监护 NST 反应型，临产后胎心监护 I 类	1. 立即予 10% 葡萄糖注射液 250 mL 静滴并嘱进食，15 min 后复测血糖 4.8 mmol/L； 2. 根据不同的疼痛评分，在产程的不同阶段给予针对性镇痛措施（图 3-3）； 3. 按照潜伏期 q 1 h、活跃期 q 0.5 h、第二产程 q 5 min 监测胎心变化
生理功能	妊娠合并甲状腺功能低下	孕早期 TSH 升高	遵医嘱口服优甲乐 75 μg/d
ICF 自理能力	产妇生活基本自理	BADL 评分为 85 分	指导床头铃使用方法，有必要时请求帮忙
并发症风险	1. 低血糖 2. 新生儿低血糖	1. 未进食早餐；宫缩加强，耗能增加；有心慌、手抖等低血糖症状；血糖 3.2 mmol/L； 2. 产程进展，宫缩逐渐加强，孕妇疼痛感逐渐加强，影响正常进食	1. 告知产妇低血糖症状，床边常备食物； 2. 告知产妇产程中 1~2 h 进食流质/半流食物； 3. 一旦出现血糖低于 4 mmol/L，即进食或静脉注射葡萄糖，15 min 后复测

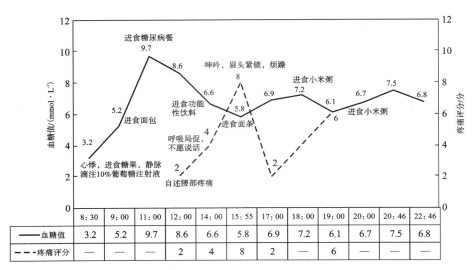

图 3-2 饮食和运动、疼痛管理进行血糖管理情况

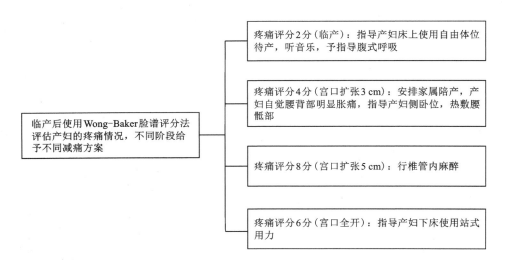

图 3-3 产程不同阶段的镇痛措施

三、护理问题分析

该患者入院时心悸不适的原因可能有哪些？结合主诉、病史、体征及辅助检查进行评判性思考及判断。

产时出现心悸的可能
原因思维导图

四、个案思维要点

(1)产程中密切监测血糖：根据临床指南和专家共识，进行产程中的血糖监测，潜伏期每 2 h 监测血糖，活跃期每 1 h 监测血糖；鼓励进食及活动，积极给予镇痛管理，控制产程中血糖在 6~10 mmol/L。

(2)分娩镇痛有利于血糖控制：妊娠合并糖尿病孕妇分娩镇痛效果的研究发现，分娩镇痛组活跃期末皮质醇及血糖的水平明显低于对照组且相对平稳。因此可根据不同镇痛方案，在产程不同阶段给予产妇不同的镇痛方案。

(3)鼓励经口摄入能量和液体：WHO 明确指出分娩过程中应经口摄入补充能量和液体，有呕吐等不适时须静脉补液。根据临床指南和专家共识，妊娠合并糖尿病孕妇进入产程后仍应采用糖尿病饮食而不是禁食。相关研究者基于 GDM 诊疗和护理实践指南和 WHO 产时管理指南，构建 GDM 产程饮食管理方案，根据 GDM 产妇产程中的综合情况和需求制定个体化能量摄入模式并实施。

五、参考文献

［1］Xu T T, He Y S, Dainelli L, et al. Healthcare interventions for the prevention and control of gestational diabetes mellitus in China：a scoping review［J］. BMC Pregnancy and Childbirth，2017, 17(1)：171.

［2］朱敏丽，王瑞，张广兰，等.妊娠期糖尿病管理的研究现状及展望［J］.齐齐哈尔医学院学报，2021, 42(6)：518-521.

［3］Paré J, Pasquier J C, Lewin A, et al. Reduction of total labor length through the addition of parenteral dextrose solution in induction of labor in nulliparous：resulults of DEXTRONS prospective randomized controlled trial[J]. American Journal of Obstetrics and Gynecology, 2017, 216(5): 508. e1-e7.

[4] 韦月玉.孕早期保健联合饮食干预在妊娠期糖尿病产妇血糖控制中的应用及对围生结局的影响[J].中国妇幼保健, 2018, 33(17): 3890-3893.

[5] 隽娟, 杨慧霞.美国糖尿病学会2022年《妊娠合并糖尿病诊治指南》介绍[J].中华围产医学杂志, 2022, 25(4): 313-315.

[6] 周英凤, 章孟星, 李丽, 等.《妊娠期糖尿病临床护理实践指南》推荐意见专家共识[J].护理研究, 2020, 34(24): 4313-4318.

[7] 黄诗韵, 范玲, 丁新.妊娠合并糖尿病孕妇产程中血糖管理的研究进展[J].中国妇产科临床杂志, 2017, 18(2): 187-189.

[8] 汤立樱, 蒙莉萍, 陈敏, 等.非药物镇痛分娩机制及研究进展[J].海南医学院学报, 2020, 26(24): 1914-1920.

[9] Oladapo O T, Tunçalp Ö, Bonet M, et al. WHO model of intrapartum care for a positive childbirth experience: transforming care of women and babies for improved health and wellbeing[J]. BJOG: An International Journal of Obstetrics and Gynaecology, 2018, 125 (8): 918-922.

[10] 何秀玲, 温济英, 邹文霞, 等.产程饮食管理对妊娠糖尿病产妇母儿分娩结局的影响[J].中国护理管理, 2022, 22(3): 364-368.

[11] 陈小芳, 张丽芹, 钱亚楠, 等.产程中不同入量管理方式对妊娠期糖尿病新生儿低血糖的影响[J].中国优生与遗传杂志, 2021, 29(11): 1642-1646.

[12] 方少琴, 林东萍, 林毅萍.运动型饮料为基础的饮食管理应用于妊娠期糖尿病产妇的效果分析[J].智慧健康, 2021, 7(34): 105-107.

[13] 韩田凤, 骆建梅, 蔡小梅, 等.产程中计划供能模式对妊娠期糖尿病产妇新生儿低血糖影响分析[J].临床护理杂志, 2021, 20(2): 46-47.

[14] 吕薇.以运动型饮料为基础的饮食管理模式在妊娠期糖尿病产妇产程中的应用[J].中国当代医药, 2020, 27(22): 141-143.

第二节　一例足月分娩产妇产时发生肩难产的个案护理

肩难产是指胎头娩出后，胎儿前肩或后肩嵌顿于骨盆边缘，经正常牵引不能娩出，须用其他助产方法娩出。肩难产通常发生在前肩下降被耻骨联合阻塞时，但也可能是由于后肩嵌顿在母体骶骨岬上。当胎头已经娩出体外，肩膀却卡在产道中时，脐带的血流会受到压迫而无法供应血液给胎儿。若胎儿无法在数分钟之内娩出，很可能因缺氧而造成智力受损，甚至死亡，也可能会导致新生儿臂丛神经损伤、缺氧和产妇创伤，包括膀胱、肛门括约肌和直肠损伤，以及产后出血。据文献记载，肩难产的发生率为 0.15%～0.6%，其中，体重≥4000 g 巨大儿占比为 3%～12%，体重≥4500 g 巨大儿占比为 8.4%～22.6%。除了胎儿体重过重之外，一般来说，有肩难产史、肥胖、患糖尿病、身材矮小、怀孕时体重增加过多、骨盆不正常的产妇，发生肩难产的概率较高。大多数案例发生时没有任何征兆，分娩团队应该始终保持警惕，随时做好识别和处理肩难产的准备。

一、案例介绍

【病史】

主诉：27 岁，因"停经 38^{+4} 周，下腹痛 1 小时"由急诊步行入院。

现病史：患者平素月经规律，本次妊娠为自然受孕，停经 30 天余自测尿妊娠试验阳性。孕期定期产检，孕 20 周自觉胎动至今。孕 28 周 OGTT 试验无异常，其他产检结果无异常。入院当日凌晨 3:00 出现规律性下腹阵痛，伴有腰部不适感。孕前体重 60 kg，BMI（孕前）24.8 kg/m^2，现体重 82 kg，孕期增重 22 kg。

既往史：既往体健，否认高血压、糖尿病、肾病、心脏病，否认结核、肝炎等传染病史，否认精神病及其他遗传病史，否认输血史，无外伤史，否认药物食物过敏史，预防接种史不详。

孕产史：孕 2 产 1，育 1 子 0 女，体健。2011 年曾行钳产术，新生儿体重 3980 g，身长 52 cm。新生儿 Apgar 评分：6-8-9 分，脐带血 pH 7.19。产后新生儿因左侧上肢肌力欠佳，曾转新生儿科进行 1 周观察治疗后出院。

【体格检查】

生命体征：体温 37℃；脉搏 90 次/min；呼吸 21 次/min；血压 112/68 mmHg。

产科情况：宫高 36 cm，腹围 108 cm，估计胎儿体重 4088 g。先露头。胎方位 LOT，已衔接。胎心音 138 次/min，胎心规则，律齐。规律宫缩，30 s/(5～6) min，强度中。骨盆测量：骶耻外径 19 cm、对角径 12.5 cm、入口前后径 11 cm、坐骨横径 8.5 cm、后矢状径 16 cm、出口前后径 11.5 cm，骨盆评分 5 分。头位分娩评分 10 分。

阴道检查：骶岬未触及，骶骨中弧；坐骨棘Ⅰ度凸，坐骨切迹可容三横指；骶尾关节活动度好，尾骨不翘。胎膜存，宫颈居中，质软。宫口开 3 cm，先露头 S-3，宫颈评分 10 分。

【辅助检查】

产科超声检查：孕 38⁺周，宫内妊娠，单活胎，胎方位 LOT。估计胎重 4088 g，双顶径 98.2 mm，头围 36 mm，腹围 375.3 mm，股骨长 79 mm。胎盘位于子宫前壁，颈后脐带影 0 周。羊水最大区 3.5 cm，羊水指数 7.8 cm。

【诊疗经过】

临产后入院待产，产程进展顺利。宫口开全后胎膜自然破裂，用力 2 h 后胎头娩出，发现胎肩嵌顿于耻骨联合上。助产士迅速识别肩难产，立即启动 HELPERR 应急处理流程。2 min 后顺利娩出后肩及胎儿身体，产后恢复良好予出院（表 3-2、图 3-4）。

表 3-2　患者产程进展及期间的处理过程

时间	P /(次·min⁻¹)	R /(次·min⁻¹)	BP /mmHg	胎心音 /(次·min⁻¹)	宫缩 /(s·min⁻¹)	宫颈扩张 /cm	胎先露高低 /cm	病情记录
14：15	85	20	132/72	153	30/5～6	3	-3	孕妇入科，予胎监
15：20	—	—	—	136	35/4～5	4	-3	胎膜自破，羊水清
16：00	82	20	102/85	136	35/3～4	5	-1	—

续表3-2

时间	P /(次·min⁻¹)	R /(次·min⁻¹)	BP /mmHg	胎心音 /(次·min⁻¹)	宫缩 /(s·min⁻¹)	宫颈扩张 /cm	胎先露高低 /cm	病情记录
17:00	—	—	—	—	—	7	—	膀胱胀，遵医嘱予导尿，医生评为Ⅰ类胎监
17:30	88	21	100/78	110	35/3~4	10	1	
18:30	—	—	—	102	35/3	10	2	
19:00	87	21	101/72	115	35/2	10	3	
19:11	—	—	—	108	35/2	—	—	胎头娩出，前肩嵌顿
19:13	—	—	—	—	—	10	5	分娩

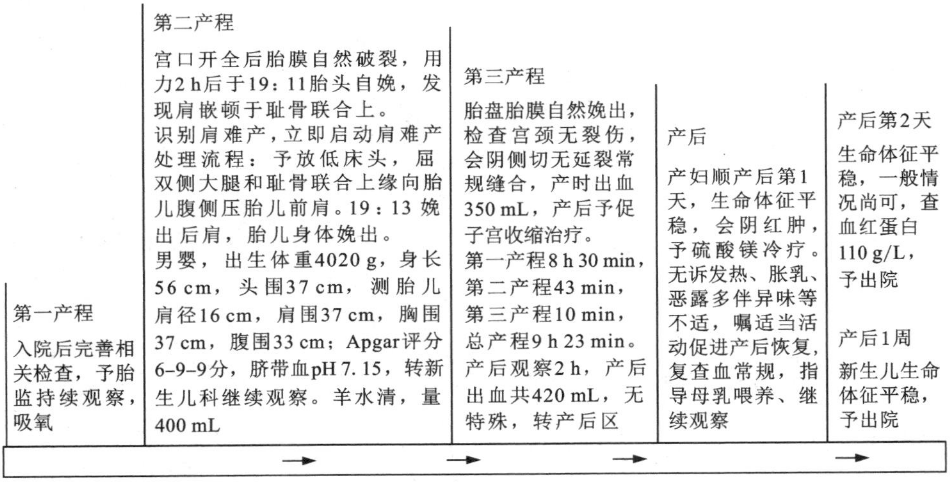

第一产程
入院后完善相关检查，予胎监持续观察，吸氧

第二产程
宫口开全后胎膜自然破裂，用力2 h后于19:11胎头自娩，发现肩嵌顿于耻骨联合上。识别肩难产，立即启动肩难产处理流程：予放低床头、屈双侧大腿和耻骨联合上缘向胎儿腹侧胎儿前肩。19:13娩出后肩，胎儿身体娩出。
男婴，出生体重4020 g，身长56 cm，头围37 cm，测胎儿肩径16 cm，肩围37 cm，胸围37 cm，腹围33 cm；Apgar评分6-9-9分，脐带血pH 7.15，转新生儿科继续观察。羊水清，量400 mL

第三产程
胎盘胎膜自然娩出，检查宫颈无裂伤，会阴侧切无延裂常规缝合，产时出血350 mL，产后予促子宫收缩治疗。
第一产程8 h 30 min，第二产程43 min，第三产程10 min，总产程9 h 23 min。产后观察2 h，产后出血共420 mL，无特殊，转产后区

产后
产妇顺产后第1天，生命体征平稳，会阴红肿，予硫酸镁冷疗。无诉发热、胀乳、恶露多伴异味等不适，嘱适当活动促进产后恢复，复查血常规，指导母乳喂养、继续观察

产后第2天
生命体征平稳，一般情况尚可，查血红蛋白110 g/L，予出院

产后1周
新生儿生命体征平稳，予出院

图3-4　患者住院期间的诊疗经过

【出院诊断】

(1)肩难产；

(2)巨大儿；

(3)孕2产2孕38⁺⁴周LOT单活婴顺产。

二、护理评估及措施

根据疾病/病症、健康状况、生理功能、ICF 自理能力及并发症风险五大维度进行高级护理健康评估。助产士迅速识别肩难产，立即启动 HELPERR 应急处理流程，2 min 后顺利娩出后肩及胎儿身体。详细护理评估及措施见表 3-3。

表 3-3　患者住院期间高级护理健康评估情况及其护理措施

评估维度	评估内容	评估情况	护理措施
疾病/病症	肩难产	1. 肩难产史（2011 年）； 2. BMI（孕前）24.8 kg/m²，孕期增重 22 kg； 3. 产科超声：估计胎重 4088 g，双顶径 98.2 mm，头围 36 mm； 4. 胎头娩出后出现"乌龟征"（图 3-5）	1. 识别"乌龟征"，嘱产妇暂停用力，避免过度向下牵拉胎头或者反向旋转胎头，避免在腹部或宫底加压； 2. 立即启动 HELPERR 应急处理流程：大腿屈曲法→耻骨联合上方外部施压→旋肩法（协助）→牵出后臂（协助）→四肢下跪式； 3. 呼叫新生儿科医生做好抢救准备
健康状况	1. 母体：生命体征、疼痛、睡眠、活动、排泄、营养代谢等； 2. 胎儿：孕 2 产 1 孕 38⁺⁴ 周，单活胎； 3. 心理：情绪与社会支持方面	1. 生命体征：T 36.2℃，P 80 次/min，R 20 次/min，BP 110/70 mmHg； 2. 进食意愿不强，睡眠欠佳； 3. 规律宫缩，疼痛评分 6 分； 4. 胎监显示：胎心音 110 次/min，35 s/（3~4）min，NST 反应型； 5. 担忧此胎分娩同样会发生肩难产及胎儿风险，家人支持产妇本人的意愿，坚持阴道试产	1. 临产后 Q 1 h 测血压、脉搏、胎心、宫缩等； 2. 临产后予半流饮食，协助 Q2h 嘱自排小便； 3. 指导按摩、热敷、分娩球及椎管内麻醉等镇痛分娩措施； 4. 做好新生儿抢救的准备，增强产妇的信心

续表3-3

评估维度	评估内容	评估情况	护理措施
生理功能	循环功能、呼吸功能、凝血功能、消化功能、肝肾功能等	既往体健，否认高血压、糖尿病、肾病、心脏病，否认结核、肝炎等传染病史，否认输血史	1. 监测血压、心率及宫缩、宫高、出入量等变化情况； 2. 解释各项检查及治疗的意义，取得配合
ICF 自理能力	感觉功能、躯体活动和移动能力、自理能力	1. BADL 评分 85 分； 2. 会阴部伤口疼痛：4~6 分	1. 协助大小便及活动； 2. 予硫酸镁、冷敷垫会阴冷敷缓解疼痛
并发症风险	1. 软产道损伤：会阴撕裂、会阴血肿等； 2. 新生儿损伤：锁骨或肱骨骨折、臂神经丛损伤、胎儿缺氧等	1. 第一产程 8 h 30 min，第二产程 43 min，第三产程 10 min，产后 2 h 出血 420 mL； 2. 生命体征稳定，无面色苍白等休克症状； 3. 宫口开全后胎心监护情况见图 3-6； 4. 新生儿：出生体重 4020 g；Apgar 评分：6-9-9 分，pH 7.15	1. 胎儿分娩后常规进行软产道及相关邻近器官检查； 2. 产妇分娩前提前呼叫新生儿科医生做好新生儿复苏的准备，分娩后进行身体检查； 3. 在产程中尽快开通静脉通道，持续心电监护及胎心监测，宫口开全后组织团队成员启动肩难产处理流程

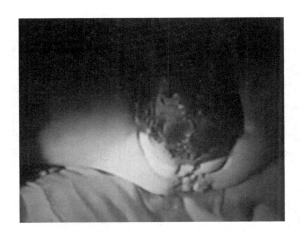

识别"乌龟征"
高清彩图

图 3-5　识别"乌龟征"

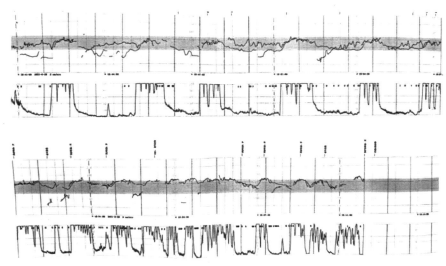

图 3-6　宫口开全后胎心监护图

三、护理问题分析

出现肩难产的高危因素有哪些？怎样启动 HELPERR 应急处理流程？

肩难产的处理流程
思维导图

四、个案思维要点

（1）识别"乌龟征"，应严格执行自然娩肩法：嘱产妇暂停用力，为胎肩提供充分旋转与下降机会，避免过度向下牵拉胎头或者反向旋转胎头，导致臂丛神经损伤；避免在腹部或宫底加压，导致胎肩嵌顿加重，甚至子宫破裂。

（2）母体体重及血糖的管理是预防肩难产的要点，建议给予多途径健康宣教、营养指导、运动管理，同时监测血糖、规范产前检查，终止妊娠前详细评估胎儿体重，有效降低因巨大儿导致的肩难产的发生率。

（3）孕产妇有肩难产的高危因素：如 BMI 过大、母体孕期体重增长>20 kg、产程异常、不恰当的娩肩手法等。

五、参考文献

［1］付晶，李雪兰.肩难产和臂丛神经损伤的早期识别和防治［J］.中国实用妇科与产科杂志，2022，38(8)：795-798.

［2］Zhang C, Wu Y, Li S, et al. Maternal pre-pregnancy obesity and the risk of shoululder dystocia：a meta-analysis［J］. BJOG, 2018, 125(4)：407-413.

［3］Cluver C A, Hofmeyr G J. Posterior axilla sling traction for shoulder dystocia：case review and a new method of shoulder rotation with the sling［J］. Am J Obstet Gynecol, 2015, 212(6)：784(e1-e7).

［4］陈丽峨，李婷婷.妊娠合并症及不良妊娠结局与孕前体重及孕期体重增长的关系［J］.昆明医科大学学报，2022，43(9)：101-106.

［5］马瑞琳，毛艳，赵茵.巨大胎儿的临床评估和引产［J］.中国实用妇科与产科杂志，2021，37(9)：918-921.

第三节 一例胎膜早破产妇临产时发生脐带脱垂的个案护理

脐带脱垂（umbilical cord prolapse，UCP）是指在胎膜破裂的情况下，脐带越过胎先露脱出于宫颈口外降至阴道内，甚至露于外阴部（显性 UCP）；或者在胎膜未破时，脐带位于胎先露前方或一侧（隐性 UCP），属于产科中发生率较低但极其凶险的一种并发症。其发生率为 0.4%～10%，是严重威胁围产儿生命的产科急症之一。一旦发生 UCP，脐带受压可引起血运阻断，造成胎儿缺血缺氧的情况。若在短时内无法及时娩出胎儿，可能导致胎儿在 5～8 min 发生严重窒息而宫内死亡。头盆不称、胎位异常（臀位、横位等）、胎儿生长受限、羊水过多、脐带过长等是脐带脱垂的高危因素，在孕期及产时借助 B 超及彩色多普勒超声等对诊断隐性脐带脱垂及脐带先露有一定帮助。通过建立紧急快速反应团队（RRT），以快速反应步骤及持续的教育和训练，可以降低孕产妇死亡率。

一、案例介绍

【病史】

主诉：36 岁，因"停经 33^{+6} 周，在家自然胎膜早破伴不规律宫缩 3$^+$ 小时"，由急诊车床入院。

现病史：患者平素月经规律，本次妊娠为自然受孕，停经 28 天自测尿妊娠试验阳性。孕期定期在门诊产检。孕 16 周自觉胎动至今，孕 28 周 OGTT 试验无异常。3 小时前无明显诱因下自然胎膜早破，伴有不规则宫缩。孕前体重 66 kg，BMI（孕前）21 kg/m^2，现体重 75 kg。

既往史：既往体健。否认输血史、无手术史、无外伤史，无吸烟、无饮酒，无过敏史。

孕产史：孕 1 产 0 孕 33^{+6} 周臀位单活胎妊娠。

【体格检查】

生命体征：体温 36.5℃；脉搏 96 次/min；呼吸 22 次/min；血压

115/75 mmHg。

查体：全腹膨隆，全腹肌软，脐下无压痛，无反跳痛，墨菲征阴性，肝区无叩击痛。

产科情况：宫高 26 cm，腹围 95 cm，先露臀，胎方位 LSA，未衔接；胎心音 70~110 次/min；宫体无压痛，可扪及不规律宫缩。

阴道检查：胎膜已破；宫颈居中、质软，宫颈管未消退；宫口未开；先露臀，高浮，阴道内触及条索状物及脐带血管波动。

【辅助检查】

血常规检查：白细胞 1.23×10⁹/L（3.5~9.5×10⁹/L），中性粒细胞总数 10.02×10⁹/L［（1.8~6.3）×10⁹/L］，中性粒细胞百分比 78.9%（40%~75%），血红蛋白 112.00 g/L（115~150 g/L）。

超声检查：肝胆脾胰超声未见异常，腹腔少量积液。

产科超声检查：宫内妊娠，单活胎，胎位臀位。胎重 2264 g，双顶径 85.0 mm，头围 296.4 mm，腹围 289.6 mm，股骨长 61.5 mm。胎盘位于子宫前壁，颈后脐带影 0 周。羊水最大区 5.6 cm。

【诊疗经过】

办理入院并送至产房后马上行阴道检查进行评估，助产士进行会阴消毒后行阴道检查发现脐带先露，立刻上推先露，启动快速反应团队（儿科、麻醉科、产科等），在产房就地进行紧急剖宫产。8 月 21 日 02:56 手术 LOA 位内倒转足牵引娩出一活女婴。新生儿 Apgar 评分 3-8-9 分，予气管插管，胎粪吸引、气管插管给氧复苏后转儿科进一步观察（图 3-7）。

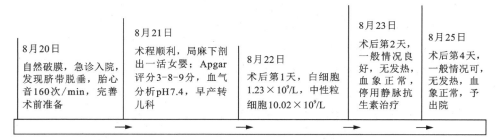

图 3-7 患者住院期间的诊疗经过

【出院诊断】

（1）脐带脱垂；

（2）初产臀位；

（3）未足月胎膜早破；

（4）孕 1 产 1 孕 33^{+6} 周臀位单活胎顺产。

二、护理评估及措施

根据疾病/病症、健康状况、生理功能、ICF 自理能力及并发症风险五大维度进行高级护理健康评估。入室后助产士会阴消毒后行阴道检查时发现脐带先露，立刻上推先露，启动快速反应团队（儿科、麻醉科、产科等）。通过留置尿管快速充盈膀胱（300~500 mL），协助取头低臀高位，立即在产房就地进行紧急剖宫产。详细护理评估及措施见表 3-4。

表 3-4　患者住院期间高级护理健康评估情况及其护理措施列表

评估维度	评估内容	评估情况	护理措施
疾病/病症	1. 胎膜早破； 2. 脐带脱垂	1. 阴道窥镜下可见中量阴道流液，羊水Ⅲ度，pH 试纸变色； 2. 阴道检查可触及条索状物及脐带血管波动； 3. 评估短时间内阴道分娩可能性：胎儿情况、会阴条件，胎先露高低因素	1. 阴道检查时发现脐带先露，立刻上推胎先露以缓解脐带受压； 2. 启动 RRT，做好阴道助产及手术准备； 3. 予抗感染治疗，监测生命体征和胎心音变化
健康状况	1. 母体：生命体征、睡眠、活动、排泄、食欲、营养代谢等； 2. 胎儿：孕 33^{+6} 周； 3. 心理：心理及社会支持	1. 生命体征及胎心正常； 2. 精神睡眠好，大小便正常； 3. 能少量多餐进食食物，无饥饿、低血糖等情况； 4. 精神好，依从性良好	1. 密切监测生命体征变化，及时发现异常情况； 2. 讲解相关专业知识，减轻产妇心理负担

续表3-4

评估维度	评估内容	评估情况	护理措施
生理功能	体液平衡	1.禁饮禁食； 2.膀胱灌注	1.开通静脉通道及输液； 2.通过留置尿管快速充盈膀胱（300～500 mL），并记录注入液体量
ICF自理能力	1.躯体活动和移动能力； 2.自理能力	1.绝对卧床； 2.BADL评分60分	1.取头低臀高位、呈Sims体位（左侧卧位同时垫高左髋）或膝胸卧位，缓解脐带受压； 2.立即转运至产房手术室行剖宫产术
并发症风险	1.胎儿窘迫； 2.新生儿窒息	1.胎心监护显示频发变异减速； 2.新生儿Apgar评分3-8-9分，血气分析pH 7.4	1.持续胎心音监测； 2.启动多学科会诊（MDT），呼叫新生儿、手术室、麻醉科到场； 3.准备好新生儿复苏的药品和物品，以及转运车，并保持备用状态； 4.早产儿转儿科治疗

三、护理问题分析

　　该患者入院时胎膜早破，阴道检查时触及条索状物及脐带血管波动，此时应考虑发生了什么情况？应如何处理？结合主诉、病史、体征及辅助检查进行评判性思考及判断。

分娩期发生脐带脱垂的处理流程思维导图

四、个案思维要点

　　(1)脐带脱垂的高危因素：头盆不称、胎位异常(臀位、横位等)、胎儿生长受限(fetal growth restriction，FGR)、羊水过多、脐带过长等。臀位占足月妊娠分娩总数的3%~4%，由于胎先露不规则，对前羊膜囊压力不均匀，易胎膜早破、脐带脱垂，臀位发生率是头先露的10倍。

　　(2)脐带脱垂的处理原则：一旦发生，若没有立即分娩的禁忌证，应在迅速缓解脐带受压的同时尽早终止妊娠。分娩方式通常采用剖宫产术，如果宫口开全，评估条件允许的前提下，可以采用阴道分娩或阴道助产以更快地娩出新生儿。

　　(3)解除脐带受压的方法：在等待分娩的过程中，建议采用Trendelenburg体位(头低足高仰卧位)、Sims体位(左侧卧位同时垫高左髋)或胸膝卧位、徒手上推胎先露或者膀胱充盈等方法，解除脐带受压。规范、恰当的救治可以显著提高围产儿存活率，并改善其远期预后。

五、参考文献

[1] 袁雨，漆洪波.英国皇家妇产科医师学会《脐带脱垂指南》2014版要点解读[J].中国实用妇科与产科杂志，2015，(31)4：276-280.

[2] 王晓怡，陈晴晴，陈敦金.产科快速反应团队的建立和演练[J].中国实用妇科与产科杂志，2019，35(9)：996-999.

[3] 陈敦金，杜培丽.建立产房快速反应团队降低不良妊娠结局发生率[J].中国实用妇科与产科杂志，2015，31(2)：101-104.

[4] 曹晓辉，蒋丽萍，许建娟，等.脐带脱垂的临床特征与妊娠结局分析[J].重庆医学，2020，49(3)：467-470.

[5] 熊薇，周容.脐带脱垂预测及紧急处理[J].中国实用妇科与产科杂志，2012，28(2)：101-103.

第四节 一例瘢痕子宫产妇阴道试产时发生子宫破裂的个案护理

瘢痕子宫的主要原因是既往剖宫产，目前高剖宫产率已经是一个全球的健康问题。随着生育政策的不断开放，瘢痕子宫阴道试产的产妇逐渐增多。近年文献报道，剖宫产后再次妊娠阴道分娩率为 60%～80%。剖宫产后阴道试产（trial of labor after cesarean，TOLAC）有利于降低整体人口水平的二次剖宫产率，且剖宫产后阴道分娩（vaginal birth after cesarean section，VBAC）避免了剖宫产相关的手术合并症和并发症，如子宫切除、膀胱损伤、肠管损伤、感染、输血、前置胎盘、胎盘植入等，有利于减少再次妊娠相关的并发症。为了提高 TOLAC 的成功率以及减少不必要的风险，对有 TOLAC 意愿的孕妇，首先要进行充分的产前评估，并严格把握阴道试产的适应证及禁忌证。产程的规范化管理以及是否具备相应的急救预案决定了 TOLAC 的成败以及孕产妇和围产儿的结局。子宫破裂是 TOLAC 最严重的并发症，因此，TOLAC 孕妇要建立静脉通路、备血、留置导尿，做好随时可能急诊剖宫产及新生儿复苏抢救的准备。对 TOLAC 过程的精准管理，持续胎心监护，子宫破裂的早期识别及快速反应，缩短决定剖宫产至胎儿娩出时间，是减少 TOLAC 子宫破裂导致的母体及新生儿严重并发症的有效保障。

一、案例介绍

【病史】

主诉：35 岁，因"停经 38^{+6} 周，住院待产"门诊入院。

现病史：患者平素月经规律，定期规律产检。因抗磷脂综合征，孕 5～12 周给予口服"羟氯喹 200 mg，bid"，孕 12～16 周给予口服"羟氯喹 200 mg，bid，阿司匹林肠溶片 100 mg，qd"，孕 16^+ 周至今给予"羟氯喹 200 mg，bid，肝素（克赛）0.6 mL，qd"。现孕 38^{+6} 周，因抗磷脂综合征，要求住院待产。孕前体重 63 kg，BMI（孕前）24 kg/m^2，现体重 68.9 kg，孕期体重共增加 5.9 kg。

孕产史：孕4产1，育0子1女，体健。2015年因"胎儿宫内窘迫"剖宫产1女婴，体重3350 g；2017年药物流产1次；2020年自然流产1次。

【体格检查】

生命体征：体温36.6℃；脉搏94次/min；呼吸20次/min；血压102/70 mmHg。

查体：全腹膨隆，全腹肌软，无压痛、反射痛。

产科情况：宫高34 cm，腹围101 cm，先露头，胎方位LOT，未衔接。胎心音142次/min，宫体无压痛，未扪及规律宫缩。

阴道检查：骶岬未触及，骶骨中弧，坐骨棘Ⅰ度凸，坐骨切迹可容三横指，骶尾关节活动度好，尾骨不翘。胎膜尚存。宫颈居中、质地适中，宫颈管消退20%，宫口未开，先露S-2，宫颈Bishop评分3分。

【辅助检查】

产科超声检查：宫内妊娠，单活胎，胎方位LOT。胎重3594 g，双顶径96.8 mm，头围342 mm，腹围351.6 mm，股骨长72.8 mm。胎盘位于子宫前壁。羊水最大区4.3 cm，羊水指数9 cm。瘢痕处未提示异常。

【诊疗经过】

入院后完善相关检查，严密监测胎心音及瘢痕处压痛情况。催引产过程中，密切观察瘢痕处压痛。产妇出现下腹部持续压痛时，未见病理性缩复环，立即予导尿，尿色清。严密监测产妇生命体征及胎监情况，做好紧急剖宫产的术前准备。术中可见子宫切口右侧顶端见一向宫颈方向裂口，约3 cm，予修补术。术后予抗感染治疗，伤口愈合良好，术后第6天出院（图3-8）。

| 5月24日
予COOK水囊引产，胎监Ⅰ类，不规则宫缩，下腹无压痛

5月25日
9：15拔除水囊，缩宫素催产
12：30临产
13：55宫口开2 cm，先露S-3，予椎管内麻醉，分娩镇痛
14：30宫口开4 cm，先露S-3，予停滴缩宫素，在此期间胎监Ⅰ类，宫缩30 s/（2~3）min，强度中等 | 5月25日

17：51开始胎监Ⅱ类，胎心音最低减速至90次/min，宫缩25 s/2 min，强度强；产妇心率86次/min，呼吸20次/min，血压120/72 mmHg
18：15产妇自诉右下腹部疼痛，宫缩间歇期右下腹压痛持续不缓解，子宫张力高，胎心监测提示频发晚期减速，予留置尿管导尿，尿色清，量100 mL；产妇心率89次/min，呼吸22次/min，血压123/82 mmHg
18：30宫缩25 s/2 min，强度强，宫口开9 cm，先露S+1，予术前准备，立即送产房手术室行紧急剖宫产术 | 5月25日

18：58以纵切口LOT臀牵引娩出一活男婴，无脐带绕颈，羊水清。新生儿出生Apgar评分6-10-10分，体重3470 g，pH 7.205，因新生儿窒息转儿科。子宫切口右侧顶端见一向宫颈方向裂口，约3 cm。术后诊断为完全性子宫破裂 |

术后第6天，产妇一般情况可，无腹痛腹胀，伤口愈合良好，敷料干结，予出院。

图3-8 患者住院期间的诊疗经过

【出院诊断】

（1）子宫破裂；

（2）孕 4 产 2 孕 38^{+6} 周 LOT 单活胎剖宫产术后；

（3）抗磷脂综合征；

（4）瘢痕子宫。

二、护理评估及措施

根据疾病/病症、健康状况、生理功能、ICF 自理能力及并发症风险五大维度进行高级护理健康评估。开通两条以上有效静脉通道，密切观察患者下腹部压痛、病理性缩复环、生命体征情况及持续胎心监护，警惕子宫破裂的发生，立即做好紧急剖宫产的术前准备，并送产房手术室手术。详细护理评估及措施见表 3-5。

表 3-5 患者住院期间高级护理健康评估情况及其护理措施

评估维度	评估内容	评估情况	护理措施
疾病/病症	瘢痕子宫	2015 年行剖宫产术	试产过程中密切观察患者意识、生命体征、及瘢痕处压痛及胎心音情况
健康状况	1. 母婴：产程中产妇的饮食、排泄及疼痛情况； 2. 胎儿安全情况； 3. 心理：情绪与社会支持方面	1. 规律宫缩后产妇的疼痛程度加重，最高疼痛评 8 分； 2. 产程中因疼痛进食较少，排尿受疼痛影响； 3. 产程中出现胎心音减速、下腹部疼痛； 4. 担心瘢痕子宫试产的风险，表现焦虑	1. 宫缩难忍时予物理减痛方法，宫口开大至 2 cm 时予椎管内麻醉减轻疼痛； 2. 医护人员及时解答疑问，产程中丈夫陪护分娩，缓解焦虑；在家属的鼓励下进食，下床排尿； 3. 出现胎心音减速，下腹疼痛，启动应急预案，在产房手术室行紧急剖宫产手术
生理功能	泌尿系统	排尿困难	予协助下床小便，听流水声，热敷膀胱等；未能自排小便予导尿

续表3-5

评估维度	评估内容	评估情况	护理措施
ICF自理能力	自理能力评估	BADL评分入院时为100分；椎管内麻醉后为80分	下床时需要人搀扶，辅助进食、翻身等
并发症风险	先兆子宫破裂	1. 胎心音减速； 2. 产妇下腹部压痛，持续不缓解	1. 予吸氧，持续心电监护及胎心监测（宫缩、胎心变化）； 2. 启动紧急手术预案，送产房手术室行剖宫产术

三、护理问题分析

产程中发生剧烈腹痛
的可能原因思维导图

该产妇在产程中出现剧烈下腹痛的原因可能有哪些？结合主诉、病史、体征及辅助检查进行评判性思考及判断。

四、个案思维要点

(1)子宫破裂最常见的征兆是胎心异常：TOLAC产程中子宫破裂临床表现呈多样化，包括胎心过缓、宫缩强直、腹痛、阴道流血、胎先露异常等，缺乏特异性表现。TOLAC子宫破裂最具有共性的是胎心异常，70%的子宫破裂都会出现胎心异常。因此建议对TOLAC孕妇行持续胎心监护，以便于及时捕捉胎心的变化。

(2)应重视TOLAC孕产妇下腹痛的主诉：应对TOLAC孕产妇做好下腹痛的早期识别，早期干预。胎心率异常、重度胎心变异减速和晚期减速、子宫破裂，与新生儿的不良结局如新生儿窒息、脑病、死亡等密切相关，只要处理及时，即从发现异常到手术时间小于30 min，一般母婴预后较好。

(3)对TOLAC过程的精准管理、早期识别：催引产方式的选择，分娩镇痛的应用，助产士在产程中对胎心音异常情况的识别，子宫破裂的早期识别及快速反应，缩短决定剖宫产至胎儿娩出时间，是阴道分娩成功的重要因素。

五、参考文献

［1］周玮，漆洪波.2019 年 ACOG 剖宫产后阴道分娩指南解读［J］.中国实用妇科与产科杂志，2019，35(12)：1340-1344.

［2］张丽姿，毕石磊，陈敦金.瘢痕子宫的产时管理［J］.实用妇产科杂志，2022，38(1)：6-7.

［3］Nahum-Yerushalmy A，Walfisch A，Lipschuetz M，et al. Uterine rupture risk in a trial of labor after cesarean section with and without previous vaginal births［J］. Archives of Gynecology and Obstetrics，2022，305(6)：1-7.

［4］王雅楠，李奎.剖宫产术后阴道试产时完全性子宫破裂临床特征分析［J］.北京医学，2021，43(4)：312-316.

［5］梁小君，何进球，黄东霞.缩宫素在瘢痕子宫妊娠阴道试产中应用效果及安全性分析［J］.中国卫生标准管理，2019，10(9)：68-70.

［6］李惠敏，尹萍.瘢痕子宫再次妊娠经阴道试产 122 例的产妇产程观察与护理［J］.实用妇科内分泌电子杂志，2019，6(15)：116-117.

第五节　一例宫颈环扎术后产妇临产时发生胎盘早剥的个案护理

胎盘早剥(placental abruption，PA)是指妊娠 20 周后正常部位的胎盘在胎儿娩出前，部分或全部从子宫壁剥离。典型临床表现是腹痛、阴道出血和(或)子宫压痛。其起病急、发展快，病情凶险，是妊娠中晚期的一种严重并发症。严重 PA 不仅与母儿围产期不良结局密切相关，也大大增加母亲远期心血管疾病风险。常见于妊娠期高血压病、妊娠期糖尿病、慢性肾脏疾病、全身血管病变者，也可为未足月妊娠胎膜早破、双胎妊娠分娩时宫腔内压力骤减，胎盘与子宫壁发生错位导致。医护人员应警惕胎盘早剥的发生，及早发现病情变化，及时处理，减少母婴不良结局的发生。

一、案例介绍

【病史】

主诉：37 岁，因"停经 22^{+4} 周，宫颈环扎术后 2^+ 月，不规则宫缩 3^+ 天"由外院转入。

现病史：患者平素月经规律，本次妊娠为自然受孕，定期规律产检，孕早期遵医嘱予黄体酮等安胎治疗。孕 14^{+2} 周于外院行宫颈环扎术。孕 16^+ 周外院查阴液培养：肺炎克雷伯菌(+)，予抗生素抗感染治疗，具体不详。孕 19^+ 周因阴道流血伴宫颈缩短，住院予阿托西班及硫酸镁对症治疗。2 周后复查阴道分泌物+BV：霉菌(+)；宫颈分泌物培养(-)，予克霉唑对症治疗。3 天前出现不规则宫缩，家属要求转至我院进一步诊治。

既往史：多囊卵巢综合征病史；否认高血压、糖尿病、肾病、心脏病，否认结核、肝炎等传染病史，否认精神病及遗传病史，否认输血史，无手术、外伤史，否认药物食物过敏史；预防接种史不详。

孕产史：孕 3 产 0，2018 年孕 9^+ 周胚胎停育 1 次；2021 年孕 22^+ 周难免流产 1 次。

【体格检查】

生命体征：体温 37.0℃；脉搏 95 次/min；呼吸 20 次/min；血压 120/60 mmHg。

查体：腹部隆起，全腹肌软；无压痛及反跳痛，墨菲征阴性，肝区无叩击痛。

产科情况：宫高 20 cm，腹围 90 cm，先露头。胎方位 ROA，未衔接。宫体无压痛，可扪及规则宫缩，强度弱。估计胎儿体重 500 g。

阴道检查：胎膜存，羊膜囊突出，后穹隆未见液池。阴道内可见大量白色分泌物带血丝，可见羊膜囊，宫颈 2 点处可见宫颈环扎线。宫颈居中，宫颈质软，宫颈管消退 90%，宫口开 4 cm，先露 S−3。

【辅助检查】

血常规检查：白细胞 10.07×10⁹/L〔（3.5～9.5）×10⁹/L〕，中性粒细胞 7.89×10⁹/L〔（1.8～6.3）×10⁹/L〕，中性粒细胞百分比 78.30%（40%～75%），淋巴细胞百分比 13.60%（20%～50%），单核细胞总数 0.68×10⁹/L〔（0.1～0.6）×10⁹/L〕，降钙素原 0.034 ng/mL（0～0.046 ng/mL）。

肝肾功能：肌酐（Scr）48 μmol/L（41～73 μmol/L）；AST 22.1 U/L（13～35 U/L）；ALT 25.8 U/L（7～40 U/L）。

产科超声检查：

2022 年 11 月 5 日（孕 19⁺² 周）：宫内妊娠，单活胎。闭合宫颈管长度约 24 mm，宫颈内口处低回声，考虑积血。

2022 年 11 月 26 日（孕 22⁺² 周）：宫内妊娠，单活胎。胎重 508 g，双顶径 54 mm，头围 201 mm，腹围 180 mm，股骨长 37 mm。胎盘位于子宫前，羊水最大区 4.7 cm，宫颈管分离约 25 mm。

【诊疗经过】

入院后完善各项检查，继续予抑制宫缩及抗感染对症治疗，仍有不规则宫缩。阴道检查发现环扎线张力过大，于当日 22:00 拆除宫颈环扎线。16:20 胎膜自破伴有阴道出血，出血量约 100 mL。查宫口未触及，窥宫可见大量出血（7 min 内可见阴道出血约 1000 mL），立即急诊行剖宫取胎术。术中可见胎

术中可见胎盘表面压迹
高清彩图

盘表面压迹约 1/2。术后予镇痛、预防感染及血栓等对症治疗，伤口愈合良好，子宫收缩可，无发热，于术后第 8 天出院（图 3-9）。

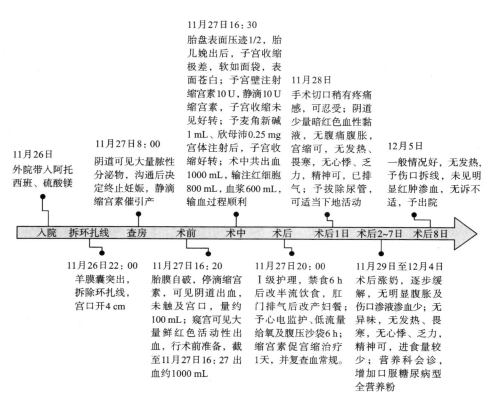

图 3-9　患者住院期间的诊疗经过

【出院诊断】

（1）胎盘早剥；

（2）孕 3 产 0 孕 22^{+4} 周 ROT 单胎，感染性流产；

（3）妊娠合并子宫颈环扎后（环扎线拆除后）；

（4）妊娠合并霉菌性阴道炎；

（5）不良孕产史。

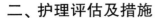

二、护理评估及措施

入院后因阴道检查发现宫颈环扎线张力过大，伴有阴道内大量脓性分泌物，于当日 22:00 拆除宫颈环扎线，转回病房后继续予抑制宫缩及抗感染对症治疗，但仍有不规则宫缩且感染控制欠佳，经评估考虑难免流产，予次日 8:00 送产房行催产素催引产尽快终止妊娠，同时加强抗感染治疗。16:20 胎膜自破伴有阴道内大量活动性出血。根据疾病/病症、健康状况、生理功能、ICF 自理能力及并发症风险五大维度进行高级护理健康评估，当班护士立即停用缩宫素，开通静脉通道，密切观察患者生命体征，警惕胎膜早剥的发生，立即做好术前准备并急诊送手术。详细护理评估及措施见表 3-6。

表 3-6 患者住院期间高级护理健康评估情况及其护理措施

评估维度	评估内容	评估情况	护理措施
疾病/病症	阴道大量流血	1. 病史：解除宫颈环扎线后，静滴缩宫素时自发性破膜后出现大量阴道出血； 2. 体征：鲜红色活动性出血，伴腰骶部酸胀； 3. 辅助检查：白细胞 $10.07\times10^9/L$，中性粒细胞 $7.89\times10^9/L$；肝功能正常；阴道分泌物检验可见光滑念珠菌	1. 立即开放静脉通道，密切观察患者意识、生命体征、出入量； 2. 严密监测宫缩及腰骶疼痛情况，警惕胎盘早剥征象； 3. 配合医生行阴道检查，完善术前准备
健康状况	1. 母体：生命体征、睡眠、活动、排泄、食欲、营养代谢等； 2. 胎儿：孕 3 产 0 孕 22^{+4} 周单活胎； 3. 心理：情绪与社会支持方面	1. 睡眠食欲可，大小便正常，生命体征正常； 2. 活动量少，妊娠期以卧床休息为主； 3. 入院阴道内可见大量白色分泌物，伴有感染指标的升高； 4. 反复诉说担心胎儿安全，丈夫全程陪伴	1. 遵医嘱予抗感染及宫缩抑制剂静脉滴注； 2. 遵医嘱予会阴抹洗每天 2 次，指导每次如厕后清洁会阴； 3. 解释活动的必要性，协助下床大小便； 4. 教会床上运动，预防静脉血栓的形成

续表3-6

评估维度	评估内容	评估情况	护理措施
生理功能	循环功能、消化功能、肝肾功能等	1. 循环功能：阴道出血量1000 mL，生命体征稳定； 2. 消化功能：饮食正常； 3. 肝肾功能：肝功能结果正常，乙肝表面抗原携带者	1. 持续心电监护； 2. 开放两条静脉通道，遵医嘱予静滴平衡液； 3. 询问患者自觉症状； 4. 复查肝肾功能结果
ICF自理能力	自理能力评估	BADL评分60分	卧床期间须协助患者大小便、饮食、活动等
并发症风险	1. 低血容量性休克； 2. 感染性流产	1. 血压波动在（88～132）/（55～82）mmHg； 2. 降钙素原0.034 ng/mL	1. 开通两条静脉通道； 2. 复查完善相关抽血检查； 3. 密切观察患者生命体征

三、护理问题分析

该患者产程中发生大量阴道流血的原因可能有哪些？结合主诉、病史、体征及辅助检查进行评判性思考及判断。

胎膜早破后大量阴道流血的可能原因思维导图

四、个案思维要点

(1) 胎盘早剥的高危因素：主要高危因素有孕妇血管病变、外伤史、宫缩过强、宫腔内压力骤减、孕期B超提示胎盘血肿等。

(2) 胎盘早剥的临床表现：典型临床表现是腹痛、阴道出血和（或）子宫压痛。

(3) 胎盘早剥的早期识别：胎盘早剥起病急、发展快，若处理不及时可危及母儿性命。对于有外伤史、妊娠期高血压、宫缩过强、阴道大量出血、孕期B超提示胎盘血肿等高危因素的急腹症患者，结合患者的生命体征变化及症状和体征，充分评估患者的腹痛或腹胀情况，做到及早识别病情变化，早期干预。

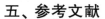

五、参考文献

［1］谢幸，孔北华，段涛.妇产科学［M］.9 版.北京：人民卫生出版社，2018.

［2］郑媛媛，刘晓巍.胎盘早剥高危因素及病因研究进展［J］.北京医学，2021，43(7)：640 －642.

［3］DesJardin J T，Healy M J，Nab G，et al. Placental abruption as a risk factor for heart failure ［J］. Am J Cardiol，2020，131：17-22.

第六节 一例枕后位致骶尾部疼痛产妇
跪趴位分娩的个案护理

　　自由体位分娩，是指产妇根据自身情况如病情、体力、环境、设备等自愿选择自己感到舒适并能有效促进分娩的体位，如站立位、坐位、蹲位、跪趴位、侧卧位等，而不是仰卧在床或固定某种单一体位的分娩方式。自由体位娩胎可改善产妇精神心理状态，预防心理性难产，纠正异常胎方位；改善子宫胎盘供血，减少胎儿窘迫的发生；增加舒适度，缓解疼痛，以及缓解宫颈水肿及宫颈前唇持续存在，有助于提高宫缩质量。本案例孕产妇由于枕后位（LOP）严重压迫腰骶尾部而引起骶尾部疼痛明显。助产士评估后，经得产妇同意，协助予跪趴位娩胎。该体位可以借助重力作用，促使胎头下降；较大程度增加骨盆入口径线，有助于枕后位胎儿旋转为正常的胎方位，减轻骶尾部疼痛，缓解分娩疼痛，同时便于产妇骶尾部的按摩。

一、案例介绍

【病史】

　　主诉：36 岁，因"停经 38^{+2} 周，下腹坠痛伴少量阴道血性分泌物 3 小时"急诊入院。

　　现病史：产妇平素月经规律，本次妊娠为自然受孕，停经 30 天余自测尿妊娠试验阳性，孕期定期在门诊产检。孕 14 周自觉胎动至今。孕 28 周 OGTT 试验无异常，其他产检结果无异常。3 h 前如厕时发现阴道血性分泌物伴下腹阵痛，呈规律性。孕前体重 50 kg，BMI（孕前）22.6 kg/m²，现体重 65 kg。

　　既往史：既往无高血压、糖尿病、心脏病等。

　　孕产史：孕 5 产 2。其中：2008 年外院足月顺产一男婴，体重 3450 g；2020 年我院足月顺产一女婴，体重 3160 g，分娩过程均无特殊；2015 年孕 8^+ 周、2016 年孕 6^+ 周均因稽留流产各行清宫 1 次，过程顺利。

【体格检查】

生命体征：体温 36.6℃；脉搏 74 次/min；呼吸 20 次/min；血压 116/65 mmHg。

查体：神志清楚，自主体位，查体配合。全腹膨隆，全腹肌软，无压痛及反跳痛。

产科情况：宫高 34 cm，腹围 90 cm，估计胎儿体重 3000 g。先露头，胎方位 LOP，半衔接。子宫底部扪及规律宫缩，30 s/5 min，强度强，胎心音 135 次/min。

阴道检查：骶岬未触及，骶骨中弧，坐骨棘Ⅰ度凸，坐骨切迹可容三横指，骶尾关节活动度好，尾骨不翘。胎膜存，宫颈居中，宫颈质软，宫颈消退 100%，宫口开 3 cm，S-3，宫颈评分 8 分。

骨盆测量情况：

内测量：对角径 12.8 cm，坐骨棘间径 11 cm，坐骨切迹宽度 5.5 cm，出口后矢状径 8.5 cm。

外测量：骶耻外径 19 cm，坐骨结节间径 8.8 cm，耻骨弓角度 100°。

【辅助检查】

血常规检查：白细胞 $7.85\times10^9\sim10.19\times10^9$/L[$(3.5\sim9.5)\times10^9$/L]，血红蛋白 $132\sim125$ g/L（$115\sim150$ g/L），红细胞压积 $39.5\%\sim36.7\%$（$35\%\sim45\%$）。

超声检查：肝胆脾胰超声未见异常。

产科超声检查：宫内妊娠，如孕 38⁺周，单活胎。胎方位 LOP，胎重 3124 g。双顶径 87.4 mm，头围 334.3 mm，腹围 343.9 mm，股骨长 67.8 mm。胎盘位于子宫前壁，颈后脐带影 0 周，羊水最大区 2.7 cm，羊水指数 9.5 cm。

【诊疗经过】

临产后进入产房，经评估产程进展顺利，宫口已扩张 3 cm。在非药物减痛分娩措施的基础上，尊重产妇意愿予椎管内麻醉镇痛。随着胎头下降压迫骶尾部疼痛明显，予豆袋热敷骶尾部及前倾位使用分娩球及音乐曼舞等措施（表 3-7）。自然破膜时予右侧俯卧位减轻骶尾部的不适，宫口开全后协助跪趴位娩胎，疼痛评分控制在 3 分以内（图 3-10）。

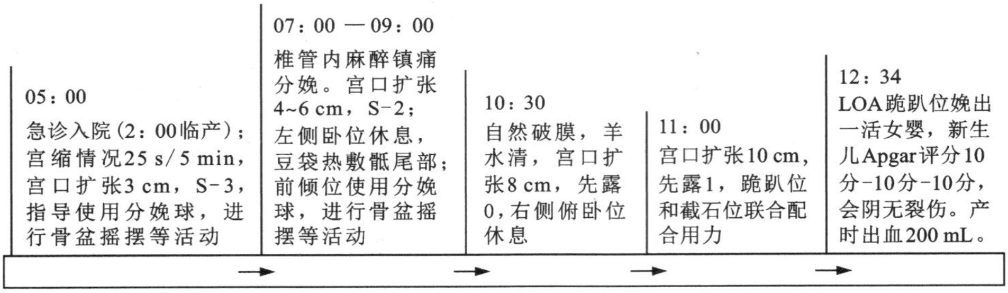

图 3-10　患者住院期间的诊疗经过

表 3-7　患者临产后产程进展及镇痛分娩情况

时间	事件	宫缩情况	宫口/cm	先露	骶尾部疼痛评分/分	胎方位	镇痛分娩护理措施
5:00	急诊入院（2:00临产）	25 s/5 min	3	S-3	6	LOP	分娩球、骨盆摇摆等活动
7:00	椎管内麻醉镇痛	25 s/5 min	4	S-2	4	LOP	左侧卧位，豆袋热敷骶尾部
9:00	—	25 s/(3~4) min	6	S-1	3	LOP	前倾位使用分娩球、曼舞
10:30	自然破膜羊水清	25 s/(3~4) min	8	0	3	LOT	右侧俯卧位休息
11:00	—	25 s/3 min	10	S+1	3	LOT	跪趴位和截石位联合配合用力
12:34	娩出一活女婴，Apgar 评分 10-10-10 分，会阴无裂伤，产时出血 200 mL						

【出院诊断】

孕 5 产 2 孕 38^{+2} 周头位单活胎顺产。

二、护理评估及措施

根据疾病/病症、健康状况、生理功能、ICF 自理能力及并发症风险五大维度进行高级护理健康评估。考虑持续性枕后位压迫骶尾部所致疼痛明显，予右侧卧位、右侧俯卧位、跪趴位等体位有利于胎方位的转变；予热敷豆袋，指导前倾位使用分娩球及音乐曼舞等措施改善骶尾部疼痛。详细护理评估及措施见表 3-8。

表 3-8　患者住院期间高级护理健康评估情况及其护理措施

评估维度	评估内容	评估情况	护理措施
疾病/病症	持续性枕后位骶尾部疼痛	1. 孕产史：孕 5 产 2，分别于 2008 年及 2020 年各顺产一次，产程顺利；2015 年、2016 年因稽留流产各行清宫一次； 2. 主诉：肛门坠胀及排便感，骶尾部疼痛评 6 分； 3. 查体：宫颈前唇水肿，宫口开 3 cm，S-3，宫缩 30 s/（3~4）min。估计胎儿体重 3000 g	1. 严密观察宫口扩张、先露下降、胎心率、宫缩等产程进展及胎心监护等情况； 2. 指导右侧卧位、右侧俯卧位、跪趴位等体位休息及用力，利于胎方位的转变
健康状况	1. 母体：生命体征、睡眠、活动、排泄、食欲、营养代谢等； 2. 胎儿：孕 5 产 2 孕 38^{+2} 周； 3. 心理：情绪与社会支持方面	1. 精神睡眠好，胃纳可，营养状态良好，BMI 22.6 kg/m^2； 2. 腹部四步触诊：前腹壁触及胎儿肢体，胎心音在胎儿肢体侧闻及； 3. 产妇未经历过自由体位分娩，较为紧张	1. 完善相关检查后予椎管内麻醉镇痛分娩； 2. 指导骨盆摇摆、曼舞、按摩、热敷、分娩球等减痛措施； 3. 讲解自由体位分娩内容，让产妇了解跪趴位分娩益处，稳定产妇情绪
生理功能	循环功能、呼吸功能、凝血功能、消化功能、肝肾功能等	跪趴位分娩需产妇保持跪趴姿势，膝盖易受累	1. 在产妇膝下垫软垫或戴护膝，减轻膝盖受压； 2. 宫缩间歇期可趴在产床或坐在产床上休息
ICF 自理能力	感觉功能、躯体活动和移动能力、自理能力	1. 双下肢肌力：5 级； 2. BADL 评分 90 分	1. 下床活动时须专人看管，注意防跌倒； 2. 活动及变换体位时注意镇痛泵的管道固定

续表3-8

评估维度	评估内容	评估情况	护理措施
并发症风险	1. 会阴深度裂伤； 2. 产后出血； 3. 新生儿受伤	1. 孕5产2，多次妊娠史增加产后出血风险； 2. 直立性体位分娩增加会阴Ⅱ度撕裂发生的风险； 3. 新生儿娩出时，头部坠落的风险	1. 胎肩娩出后立即予缩宫素促进子宫收缩，产后2 h内每15 min评估阴道出血、宫缩、生命体征和膀胱情况； 2. 第二产程跪趴位分娩时，根据产妇宫缩和用力情况控制胎头娩出速度； 3. 做好无菌巾下方放置水袋的准备，胎头着冠时双手扶和托着胎头，按照分娩机转娩出胎儿

三、护理问题分析

    该患者出现持续性枕后位导致骶尾部疼痛的原因可能有哪些？结合主诉、病史、体征及辅助检查进行评判性思考及判断。

临产后持续性枕后位导致骶尾部疼痛的可能原因思维导图

四、个案思维要点

    (1)胎头位置异常是引起难产的首要原因：持续性枕后位是孕产妇分娩期间最常出现的胎头位置异常，传统的卧位及侧位对枕后位纠正效果不理想，导致第一产程时间延长，造成难产，甚至造成剖宫产。

    (2)产程中持续性枕后位早期的表现特点：由于胎先露枕部压迫直肠，产妇较早出现腰骶部不适，并伴随产程进展、宫缩加强，腰骶部疼痛感增强。进入产程后，若产妇出现腰骶部疼痛、过早屏气用力、宫颈水肿及排尿困难等症状或体征时应警惕枕后位的发生。

（3）分娩中有效的体位管理对母婴的作用：在分娩时通过改变产妇的分娩体位，有效调整骨盆相对位置，进而改善产轴与胎儿纵轴的关系，可以促进枕后位、枕横位转为枕前位，提高自然分娩率，增加产妇舒适度。可在一定程度上促进正常分娩，改善母婴结局。

五、参考文献

［1］夏华安，付婷婷.自由体位分娩及围生期运动［M］.广州：广东科技出版社，2019.

［2］石慧娟，李科莲，刘冬艳，等.侧卧与跪趴位联合无保护会阴接生在自然分娩的临床效果研究［J］.实用医学杂志，2018，34（5）：875-876.

［3］江紫妍，黄美菱，夏华安.自由体位分娩在临床中的应用进展［J］.中国实用护理杂志，2016，32（22）：1756-1760.

［4］刘兴会，漆洪波.难产［M］.北京：人民卫生出版社，2015.

［5］庞汝彦，张宏玉.导乐分娩培训教材［M］.北京：中国社会出版社，2017.

［6］刘兴会，贺晶，漆洪波.助产［M］.北京：人民卫生出版社，2018.

［7］孙宁，徐爱群.产程中母体体位对于纠正持续性枕后位的研究［J/OL］.中华妇幼临床医学杂志（电子版），2020，16（3）：6.

［8］王雪岩，庄云婷，田金徽，等.不同分娩体位对枕后位/枕横位产妇母婴结局影响的网状Meta分析［J］.中华护理杂志，2022，57（20）：2467-2473.

［9］侯静静，付子毅，孙志岭.自由体位结合自主屏气用力对初产妇自我效能、分娩控制感的影响［J］.中国妇产科临床杂志，2019，20（1）：70-71.

第四章
产褥期常见并发症危重症疑难案例

第一节　一例重度子痫前期患者术后并发腹壁血肿的个案护理

　　子痫前期（preeclampsia，PE）是指发生于妊娠 20 周后，以血压升高及尿蛋白阳性为主要表现，还伴有母体脏器功能不全或胎儿并发症的严重表现，严重威胁母儿安全。剖宫产是 PE 患者最常用的终止妊娠方式，但由于 PE 致血管内皮损伤，血管壁全程纤维蛋白样坏死，毛细血管易破裂出血，且常伴有血小板减少及凝血功能障碍等因素，导致患者术后腹部血肿的发生率高达 27.3%。血肿无特异性临床表现，仅在血肿较大压迫邻近器官时产生相应症状，如压迫膀胱出现排尿异常，压迫直肠出现肛门坠胀感，或在并发感染后出现发热、腹痛。血肿诊治延误可导致严重的并发症甚至危及患者生命，早期诊断和治疗是抢救患者、改善预后的关键。

一、案例介绍

【病史】

主诉：因"停经 29^{+6} 周，自觉胎动减少 9 天，胎监异常 1 天"，外院转入。

现病史：平素月经规律，自诉未规律产检。孕 29 周活动后头痛，测血压 176/97 mmHg，15 min 后复测血压 153/95 mmHg；尿蛋白提示弱阳性，24 h 尿蛋白总量 1.071 g。在当地医院拟"子痫前期"收治入院，予硝苯地平及拉贝洛尔口服降压及硫酸镁静滴解痉对症治疗。住院期间自觉胎动减少，胎监提示Ⅱ类，B超提示胎儿生长受限，脐动脉舒张期血流消失，为进一步治疗转入我院。孕前体重 41 kg，BMI（孕前）16.22 kg/m²，现体重 54.5 kg，孕期体重共增加 13.5 kg。

既往史：α 地中海贫血，2021 年因"孕前检查"在外院行宫腹腔镜联合手术。

孕产史：孕 1 产 0。

家族史：无高血压、传染性疾病及遗传性疾病家族史。

【体格检查】

生命体征：体温 36.5℃；脉搏 63 次/min；呼吸 20 次/min；血压 159/104 mmHg。

产科情况：宫高 23 cm，腹围 83 cm，先露头。胎方位 LOA，未衔接。胎心音 132 次/min，胎心规则、律齐。宫体无压痛，可扪及规律宫缩，(5~10)s/(5~6)min，估计胎儿体重 800 g。

【辅助检查】

血常规检查：白细胞 20.85×10^9/L[$(3.5~9.5)\times10^9$/L]，中性粒细胞百分比 83.60%(40%~75%)，血红蛋白 127.00 g/L(115~150 g/L)，血小板 248.00×10^9/L[$(100~300)\times10^9$/L]。

尿蛋白检查：随机尿蛋白(+++)，24 h 尿蛋白 0.91 g[(0.03~0.14)g/24 h尿]。

孕 29⁺⁶ 周的产科彩超：胎儿发育小于孕周，考虑胎儿生长受限。胎盘增厚 46 mm，胎盘后方低回声区(56 mm×25 mm)，未排除胎盘早剥。脐动脉舒张期血流消失。胎盘血窦声像(36 mm×12 mm)，脐带绕颈 1 周，胎儿生物物理评分 8 分。

【诊疗经过】

开通绿色通道入院，立即完善各项检查后行紧急剖宫产。术后 3 天患者下腹部胀痛明显，CT 检查考虑盆腔血肿，在输血输液状态下予送介入室行栓塞术。介入术后第一天患者血色素仍呈进行性下降，予行剖腹探查术。术后予扩容、纠正贫血及预防感染等对症治疗，术后恢复良好，予出院(图 4-1)。患者住院期间生命体征变化见表 4-1，疼痛评分见图 4-2，出入量变化见图

4-3，血肿变化见表4-3、图4-4，检查结果见表4-3。

| 脐动脉舒张期血流消失，急诊手术 | 腹痛难忍、腹胀，血红蛋白55 g/L，CT示盆腔血肿；行介入术，输血治疗 | 腹痛未缓解，血红蛋白54 g/L，B超示腹腔包块增大；行剖腹探查，输血治疗 | 腹痛缓解，B超腹腔少量积液 | 生命体征平稳，出院 |

| 3月30日（剖宫产术后当天） | 4月2日（剖宫产术后第3天，介入术后当天） | 4月3日（剖宫产术后第4天，介入术后第1天，剖腹探查当天） | 4月4日（剖宫产术后第5天，介入术后第2天，剖腹探查术后第1天） | 4月7日（剖宫产术后第8天，介入术后第5天，剖腹探查术后第4天） |

图 4-1 患者诊疗经过

表 4-1 患者住院期间生命体征变化

时间	血压/mmHg	脉搏/（次·min⁻¹）	呼吸/（次·min⁻¹）	血氧饱和度/%	体温/℃	腹围/cm
3月26日（外院）	153/95	70	20	99	36.4	80
3月30日	159/104	63	20	99	36.5	80
3月31日	143/95	104	21	98	36.4	81
4月1日	137/89	87	20	98	36.8	84
4月2日	113/76	100	21	98	36.9	85
4月2日下午	105/63	105	22	99	37.9	84.5
4月2日夜间	115/76	88	20	98	38.0	88
4月2日夜间（介入术后）	143/98	86	21	98	37.8	90
4月3日	124/96	115	23	98	38.3	87.5
4月5日	135/89	110	20	98	37.6	86
4月5日	125/74	125	22	98	36.8	85
4月6日	122/82	115	20	98	38.3	86
4月7日	126/76	124	22	98	37.7	85
4月8日	117/78	100	20	98	36.4	79

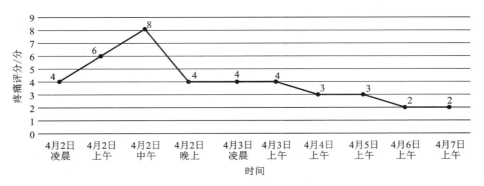

图 4-2　患者住院期间疼痛评分

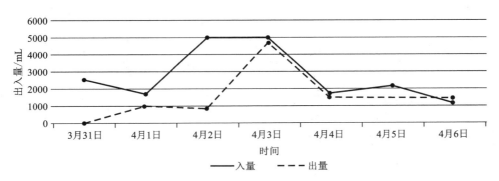

图 4-3　患者住院期间出入量变化

表 4-2　患者住院期间血肿变化

日期/检查	血肿变化
4 月 2 日/CT	122 mm×115 mm×118 mm
4 月 3 日/CT	125 mm×122 mm×138 mm
4 月 3 日/B 超	153 mm×133 mm×118 mm、60 mm×27 mm
4 月 4 日/B 超	侧腹部、盆腔见游离液性暗区，盆腔深 19 mm，肝肾隐窝深 5 mm
4 月 7 日/B 超	侧腹部、盆腔见游离液性暗区，盆腔深 15 mm，肝肾隐窝深 5 mm

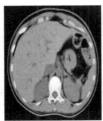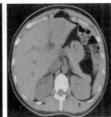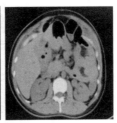

图 4-4　患者 CT 检查结果(4 月 2 日下午)

表4-3 患者住院期间检查结果（部分）

时间	血红蛋白/(g·L⁻¹)	白细胞/(10⁹·L⁻¹)	红细胞/(10¹²·L⁻¹)	HCT/正常	血小板/(10⁹·L⁻¹)	凝血酶原时间/s	纤维蛋白原/(g·L⁻¹)	D-二聚体/(ng·mL⁻¹)	CRP/(mg·L⁻¹)	降钙素/(ng·mL⁻¹)	血气中乳酸/(mmol·L⁻¹)	血气中剩余碱	钾离子/(mmol·L⁻¹)	白蛋白/(g·L⁻¹)	肌酐/(μmol·L⁻¹)
3月30日	125	20.85	4.2	39.2	229	9.4	2.88	—	6.19	0.107	1.6	-3.9	4.29	29.7	79
3月31日	127	21.35	4.15	39	248	—	—	—	—	—	—	—	—	24.4	90
4月2日上午	73	22.69	2.43	22.6	232	—	—	—	108.4	0.488	—	—	4.29	22.1	—
4月2日下午	55	21.48	1.82	28.9	225	10.8	3.3	625	—	0.387	1.9	-4.2	4.43	—	—
4月2日夜间	98	25.29	3.32	16.3	181	10.8	2.95	544	—	—	—	—	4.5	35.6	83
4月3日凌晨	84	22.18	2.84	15.5	177	10.6	2.71	—	97.49	0.503	1.6	-5.7	5.52	27.1	93
4月4日	85	13.29	2.84	24.4	92	11.8	3.57	—	—	0.35	2.6	—	4.38	33.8	78
4月5日	84	9.74	3.1	25.3	100	12	3.72	—	—	0.16	1.04	-1.2	3.75	28.4	60
4月6日	82	15.85	2.73	25.9	112	12.3	3.53	—	>200	0.25	0.7	-0.5	—	—	—
4月7日	78	11.98	2.64	24.3	115	11.9	3.49	—	168.43	0.244	—	—	—	—	—
4月8日	80	10.48	2.7	23.6	114	12.1	3.45	—	—	0.185	1.5	-0.3	—	—	—

【出院诊断】

(1) 产后出血：右下腹壁血肿；

(2) 重度先兆子痫；

(3) 胎儿宫内窘迫；

(4) 胎盘早期剥离；

(5) 胎儿生长发育迟缓；

(6) 妊娠期重度贫血；

(7) 孕 1 产 1 孕 29^{+6} 周早产剖宫产。

二、护理评估及措施

根据疾病/病症、健康状况、生理功能、ICF 自理能力及并发症风险五大维度进行高级护理健康评估(评估节点为剖宫产术后第 3 天下午患者腹痛明显的时段)。在处理肠梗阻的同时，积极查找患者腹痛加剧的原因，动态监测检验、检查结果，予扩充血容量、监测生命体征及出入量、预防感染。详细护理评估及措施见表 4-4。

表 4-4　患者住院期间高级护理健康评估情况及其护理措施

评估维度	评估内容	评估情况	护理措施
疾病/病症	腹痛	1. 重度子痫前期； 2. 下腹持续胀痛，疼痛评分 8 分； 3. 腹部 X 线：考虑麻痹性肠梗阻，但灌肠后无明显改善； 4. 腹部 B 超：腹腔内可疑积血积液，结合全腹 CT 平扫+增强结果，考虑盆腔血肿	1. 予禁食、胃肠减压、补充电解质及输血输液对症治疗； 2. 密切观察患者意识、生命体征、出入量及疼痛的变化； 3. 动态监测血常规、凝血常规、感染指标等各项检查； 4. 遵医嘱送介入室行栓塞术
健康状况	1. 产妇：生命体征、睡眠、排泄、食欲等； 2. 情绪与社会支持方面	1. BP 105/63 mmHg, P 105 次/min, R 22 次/min, T 37.9℃； 2. 因疼痛难以入睡； 3. 患者诉排尿淋漓不尽感，未排气、腹胀、肠鸣音弱； 4. 担心自身、新生儿健康情况	1. 联系新生儿科指引产妇视频探视； 2. 亲属陪护，缓解焦虑； 3. 行中段尿培养

续表4-4

评估维度	评估内容	评估情况	护理措施
生理功能	循环功能、消化功能等	1. 术后腹胀，面色苍白； 2. 肌酐 83 μmol/L	解释各项检查及治疗的意义，取得患者及家属的积极配合
ICF 自理能力	自理能力评估	BADL 评分 30 分，被动体位	卧床期间须协助患者床上活动
并发症风险	1. 肠梗阻； 2. 盆腔血肿	1. 重度子痫前期； 2. 下腹持续性胀痛加剧； 3. 血红蛋白 125 g/L(术后当天)~73 g/L(术后 3 天)	1. 迅速开通静脉通道，持续心电监护； 2. 立即配血、备皮等术前准备，紧急子宫动脉栓塞术

三、护理问题分析

该患者术后发生持续腹胀伴腹痛的原因可能有哪些？当班护士应如何正确应对？结合主诉、病史、体征及辅助检查进行评判性思考及判断。

剖宫产术后发生腹痛的可能原因思维导图

四、个案思维要点

(1)子痫前期患者易发生腹壁血肿：子痫前期患者血管出现急性粥样病变，血管壁全层纤维蛋白样坏死，且常并发血小板减少，致凝血功能降低，毛细血管易破裂出血。术后预防性使用低分子量肝素抗凝，若使用不当可导致腹壁血肿发生概率增加；加上患者合并低蛋白血症，腹壁组织水肿等，造成伤口缝合处血管愈合不良或血管破裂出血形成血肿。

(2)腹壁血肿的临床表现及腹痛特点：早期缺乏特异性临床表现，常以发热为首发症状，易与手术应激、泌乳等生理性因素所致的发热相混淆，且腹部体征初期不明显，早期识别困难。当患者出现腹胀、腹部持续性胀痛、失血性贫血时已经形成了较大的血肿。

　　（3）高危患者可行超声检查早期识别血肿：术后患者出现腹部胀痛或刺痛、尿频、发热等临床表现时要及时进行超声检查；出现宫缩较好，阴道无明显出血的休克，要及时考虑阔韧带、腹膜后血肿可能。超声检查不但可以迅速明确诊断，而且定位准确，有助于选择相应的治疗方法，避免再次手术。

五、参考文献

［1］谢幸，孔北华，段涛.妇产科学［M］.9 版.北京：人民卫生出版社，2018.

［2］华杰.妊娠期高血压疾病患者凝血功能及抗氧化能力的变化及临床意义［J］.中国妇幼保健，2016，31（2）：266-268.

［3］Rana Sarosh，et al. Preeclampsia：Pathophysiology，Challenges，and Perspectives ［J］. Circulation Research，2019，124（7）：1094-1112.

［4］李俊强，史梦茹，许鑫玥，等.重度子痫前期剖宫产术后并发腹壁血肿 7 例分析［J］.中国计划生育和妇产科，2022，14（3）：36-38.

［5］张爱青，刘朝晖，孟颖，等.剖宫产术后不同部位血肿超声表现及临床分析［J/OL］.中华医学超声杂志（电子版），2012，9（11）：956-962.

［6］于瀛，马腾彪，戚思华.剖宫产术后镇痛方式的研究进展［J］.医学综述，2021，27（1）：126-130.

［7］邱玲.布托啡诺对剖宫产胎儿剖出断脐后宫缩痛的影响［D］.泸州：西南医科大学，2018.

［8］牛亚婷.靛蓝对小鼠炎性痛的镇痛作用及其机制研究［D］.银川：宁夏医科大学，2017.

［9］华杰.妊娠期高血压疾病患者凝血功能及抗氧化能力的变化及临床意义［J］.中国妇幼保健，2016，31（2）：266-268.

［10］肖贤，王勇，张恒，等.妊娠期高血压疾病孕妇血管内皮功能变化研究［J］.中国医学创新，2017，14（7）：42-45.

［11］郭嘉，佟艳春，樊晓斌，等.低分子肝素钙注射致腹壁血肿 1 例教训［J］.临床军医杂志，2010，38（3）：445.

［12］杨雪峰，贺新媛，王麦建，等.6 例咳嗽致腹壁血肿报道［J］.重庆医学，2014，43（8）：1022-1023.

［13］刘倩，刘伟宗，唐婕，等.剖宫产术后巨大腹膜外血肿 6 例诊治体会［J］.深圳中西医结合杂志，2022，32（12）：87-89.

第二节　一例肾衰竭患者发生硫酸镁中毒的个案护理

　　硫酸镁是产科常用药，多用于早产和妊娠期高血压疾病的预防与治疗。其安全范围相对较窄，稍过量即可引起呼吸抑制、血压剧降、心搏骤停等；且镁离子易通过胎盘屏障到达胎儿体内，影响其骨骼发育。重度子痫前期患者常伴有肾功能损伤、肾小球滤过率降低，因此临床上应用硫酸镁时要考虑用药的安全性，如孕妇同时合并肾功能不全、心功能受损或心肌病、重症肌无力等；体质量较轻者，硫酸镁应慎用或减量使用。妊娠合并肾功能不全患者的肾功能目前尚无统一可靠的评估工具，无妊娠合并肾功能不全患者硫酸镁安全用药标准流程。用药期间须密切监测血浆 Mg^{2+} 浓度及临床表现，一旦出现心肌收缩、呼吸功能抑制、言语不清、呼吸困难等不良反应时，须立刻停止用药，并静注葡萄糖钙，阻断 Mg^{2+} 作用。因此妊娠期肾功能不全患者在使用硫酸镁时应明确药物剂量、给药途径及给药速度，并加强不良反应监护，以避免不良反应的发生。

一、案例介绍

【病史】

　　主诉：36 岁，因"停经 38^{+2} 周，发现血压升高 6 周，流涕 3 天，头痛半小时"急诊入院。

　　现病史：平素月经规律，不定期规律产检。6 周前产检发现血压增高至 142/82 mmHg，未予重视，也无再次就诊。3 天前出现鼻流清涕，无伴发热、咳嗽咳痰等不适，未予以药物治疗，现因症状加重就诊。入院当日 19：00 测血压 173/106 mmHg；20：20 复测血压 180/108 mmHg，予以口服硝苯地平片；21：00 复查血压 148/89 mmHg，患者出现头痛，呈阵发性，无伴发热、头晕、视物模糊、腹痛腹胀、阴道流血流液等不适。孕晚期精神食欲佳，睡眠好，大便正常。孕前体重 46.5 kg，BMI（孕前）18.62 kg/m²，现体重 65.5 kg。孕期体重共增加 19 kg。

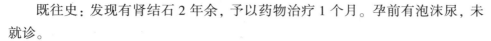

既往史：发现有肾结石 2 年余，予以药物治疗 1 个月。孕前有泡沫尿，未就诊。

孕产史：孕 1 产 0，本次为自然受孕。

【体格检查】

生命体征：体温 36.5℃；脉搏 82 次/min；呼吸 20 次/min；血压 146/97 mmHg。

查体：神志清，精神可。双侧瞳孔等大等圆，对光反射灵敏。颜面部及双上肢无水肿，双下肢水肿明显。全腹膨隆，全腹肌软，无压痛、反跳痛等不适。

产科情况：宫高 26 cm，腹围 93 cm。先露头，已入盆。胎方位 ROP，半衔接。胎心音 140 次/min，胎心规则，律齐。宫体无压痛，未扪及规律宫缩。

【辅助检查】

血常规检查：血红蛋白 58~103 g/L(115~150 g/L)，红细胞压积 22.6%~33.5%(35%~45%)

肾功能检查：肌酐 212~246 μmol/L(41~73 μmol/L)，尿素 12.27~15.03 mmol/L(2.6~7.5 mmol/L)，血尿酸 530~649 μmol/L(155~357 μmol/L)

尿液分析检查：尿蛋白(+++)，潜血(+++)，尿蛋白定量(随机尿)6316 mg/dL(0~150 mg/L)，24 h 尿蛋白 3.29 g[(0.03~0.14) g/24 h]。

血镁浓度检查：Mg^{2+} 1.53~5.03 mmol/L(有效浓度为 1.7~3 mmol/L)

泌尿系统 B 超检查：双肾大小正常，肾实质回声增强，双肾血流未见明显异常。双侧输尿管未见明显扩张。膀胱无充盈，观察不清。双侧肾上腺区超声检查未见明显异常。

腹部 B 超检查：腹腔积液声像。

心脏彩超检查：轻度二尖瓣及三尖瓣返流。轻度肺高压。左室收缩舒张功能正常。微量心包积液。

胸部 X 线检查：提示双肺纹理增强、模糊，卧位心影增大，心胸比率约为 0.64。

产科超声检查：宫内单活胎，头位，估计胎儿体重(2418±200) g。

【诊疗经过】

入院后予完善各项检查，予降压、解痉对症治疗。做好术前准备，考虑 HELLP 综合征行紧急剖宫产，术后继续降压、解痉及镇静治疗。术后第一天出现四肢无力及胸闷不适,膝反射消失(当天硫酸镁使用 4.5 g,入院 24 h 用量 24.5 g;术后第 1 天内累计使用硫酸镁 15 g 时出现症状,3 次使用间隔时间均超过 6 h),考虑为肾功能不全所致硫酸镁中毒,立即停用硫酸镁,予葡萄糖酸钙对症处理。术后第 2 天发生麻痹性肠梗阻,予胃肠减压、禁食及促进肠蠕动等处理。术后第 7 天予出院。诊疗过程见图 4-5,硫酸镁使用情况及中毒处理过程见表 4-5。

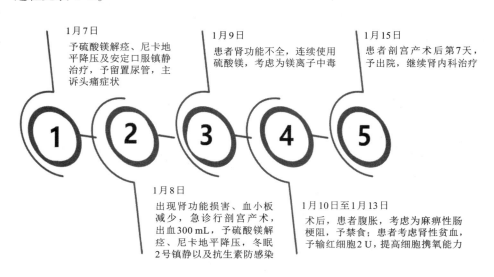

图 4-5　患者住院期间的诊疗经过及结局

表 4-5　患者住院期间使用硫酸镁的情况及其处理过程

时间	硫酸镁 /(g·h⁻¹)	血压 /mmHg	脉搏 /(次·min⁻¹)	呼吸 /(次·min⁻¹)	尿量 /mL	膝反射 (+/-)	症状及处理
1月7日 23:15	2.5	141/91	75	20	150	(+)	遵医嘱输注硫酸镁 5 g
1月8日 08:50	1.5	149/101	90	20	600	—	呕吐一次,硫酸镁 5 g 输注完毕,继续予硫酸镁 15 g 输注
1月8日 09:00	1.5	149/101	94	19	100	(+)	硫酸镁 5 g 输注完毕,继续予硫酸镁 15 g 输注,诉有头痛

续表4-5

时间	硫酸镁 /(g·h⁻¹)	血压 /mmHg	脉搏 /(次·min⁻¹)	呼吸 /(次·min⁻¹)	尿量 /mL	膝反射 (+/−)	症状及处理
1月8日 09:45	暂停	147/100	98	17	100	(−)	全身乏力,余液50 mL
1月8日 10:00	—	—	—	—	—	—	症状缓解
1月8日 14:10	—	—	—	—	—	—	术后安返病房
1月8日 16:10	—	—	—	—	—	—	予呋塞米20 mg静脉注射
1月8日 20:10 (术日)	1.5 g	138/88	98	18	—	—	再次予硫酸镁解痉及降压、镇静等对症治疗
1月9日 06:10	使用 完毕	—	—	—	700	(−)	使用硫酸镁过程中患者镇静状态下安静入睡
1月9日 12:30	1.5 g	143/89	98	19	100	—	术后第一天再次予硫酸镁15 g治疗
1月9日 13:00		137/94	85	19	—	—	使用白蛋白后静脉注射呋塞米20 mg
1月9日 15:40	停用, 余液 10.5 g	143/89	82	14	800	消失	全身乏力,四肢软瘫,自诉胸闷憋气,予半坐卧位及吸氧,静脉推注葡萄糖酸钙1 g,急查血镁浓度
1月9日 16:33	—	—	—	—	—	—	予葡萄糖酸钙1 g静脉推注
1月9日 17:00	—	146/106	82	18	—	—	停用硫酸镁后症状缓解
1月9日 18:00	—	137/97	77	17	—	—	使用白蛋白后静脉注射呋塞米20 mg
1月9日 20:47	—	122/81	84	20	—	—	急查血镁浓度5.03 mmol/L

续表4-5

时间	硫酸镁 /(g·h^{-1})	血压 /mmHg	脉搏 /(次·min^{-1})	呼吸 /(次·min^{-1})	尿量 /mL	膝反射 (+/-)	症状及处理
1月9日 21:25	—	—	—	—	—	—	予葡萄糖酸钙1g静脉推注
1月10日 00:14	—	111/76	74	20	—	—	复查血镁浓度4.62 mmol/L
1月10日 6:00	—	125/99	74	20	—	—	复查血镁浓度3.89 mmol/L
1月10日 10:00	—	—	—	—	—	—	予葡萄糖酸钙1g静脉推注
1月10日 14:00	—	131/81	79	17	—	—	复查血镁浓度2.73 mmol/L
1月13日 7:42	—	—	—	—	—	—	复查血镁浓度1.53 mmol/L

【出院诊断】

(1)子痫前期(重度);

(2)肾功能衰竭;

(3)肾病综合征;

(4)孕1产1孕38^{+3}周单活胎剖宫产。

二、护理评估及措施

患者在术后第1天使用硫酸镁的过程中出现全身乏力及胸闷等症状,根据疾病/病症、健康状况、生理功能、ICF自理能力及并发症风险五大维度进行高级护理健康评估,发现硫酸镁已使用3天,伴有呼吸减慢、双膝反射弱,迅速予吸氧及暂停硫酸镁输注,遵医嘱急查血镁浓度及葡萄糖酸钙对症治疗。详细护理评估及措施见表4-6。

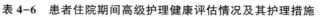

表 4-6　患者住院期间高级护理健康评估情况及其护理措施

评估维度	评估内容	评估情况	护理措施
疾病/病症	全身乏力、胸闷	1. 病史：子痫前期，因肾功能损害行剖宫产；硫酸镁使用 3 天，曾诉有头痛、呕吐等不适，停用后缓解； 2. 体征：呼吸 16 次/min，呈嗜睡状态，全身乏力，四肢无力，肌张力下降； 3. 血镁浓度 5.03 mmol/L；肌酐及尿素升高； 4. 泌尿超声：双肾大小正常，肾实质回声增强	1. 立即停用硫酸镁； 2. 予半坐卧位、吸氧； 3. 急查血镁浓度； 4. 持续监测生命体征，准确评估呼吸、血氧及尿量、膝反射情况； 5. 遵医嘱给予静脉推注葡萄糖酸钙和抽血对症处理； 6. 密切关注患者各项检验及检查结果回报情况
健康状况	1. 母体：生命体征、睡眠、活动、排泄、食欲、营养代谢等； 2. 生殖：孕 1 产，孕 38^{+3} 周单活婴，术后第 1 天； 3. 心理：情绪与社会支持方面	1. BMI（孕前）18.62 kg/m²，血红蛋白 71~99 g/L； 2. 诉头痛，伴呕吐，呈嗜睡状态，瞳孔等圆等大，对光反射灵敏； 3. 宫缩好，宫底脐下一指，阴道出血少； 4. 情绪稳定，家庭支持	1. 考虑肾性贫血，给予输红细胞及口服铁剂纠正贫血，予优质蛋白饮食； 2. 注意观察意识变化、头痛特点、硫酸镁不良反应； 3. 注意观察宫底高度、宫缩及阴道流血情况； 4. 安慰患者，消除患者的紧张情绪
生理功能	1. 呼吸功能； 2. 消化功能； 3. 电解质、酸碱、体液平衡	1. 呼吸：16~20 次/min，节律正常，SPO₂ 97%~100%； 2. 诉头痛、伴呕吐、膝反射减弱、四肢软瘫； 3. 既往无异常，术后腹胀（麻痹性肠梗阻）； 4. 血镁浓度 5.03 mmol/L；代谢性酸中毒 pH 7.30；BE 9.5 mmol/L；血钙浓度 0.92 mmol/L	1. 严密观察呼吸频率及血氧等变化； 2. 观察头痛的性质，完善相关检查，戴眼罩、保持环境安静； 3. 停用硫酸镁，予葡萄糖酸钙静脉推注，给予纠酸治疗，追踪检验结果

续表4-6

评估维度	评估内容	评估情况	护理措施
ICF自理能力	躯体活动、移动自理能力、排泄功能	限床上活动，全身软瘫，BADL评分30分，留置尿管，未排便	卧床期间协助生活护理，会阴清洁；留陪护1人，活动时预防跌倒的发生
并发症风险	1.硫酸镁中毒； 2.麻痹性肠梗阻	1.血镁浓度5.03 mmol/L，伴有膝反射减弱、四肢软瘫、全身乏力； 2.术后第一天未排气，腹胀明显，腹围增加，X线腹部平片示麻痹性肠梗阻	1.停硫酸镁，予葡萄糖酸钙静脉推注，追踪检验结果； 2.予禁食，静脉补充能量，评估肠鸣音情况，指导按摩腹部和咀嚼口香糖，遵嘱给予灌肠处理

三、护理问题分析

该患者出现胸闷的原因可能有哪些？当班护士应如何正确应对？结合主诉、病史、体征及辅助检查进行评判性思考及判断。

子痫前期术后发生胸闷的可能原因思维导图

四、个案思维要点

(1)妊娠合并肾功能不全患者使用硫酸镁治疗期间易发生硫酸镁中毒：人体内90%~95%的镁离子会被肾脏重吸收，如果患者肾功能受损，则硫酸镁蓄积，血液中镁离子浓度会快速升高，进而导致镁中毒，严重威胁母婴的生命安全。

(2)血清镁离子的治疗剂量与其中毒剂量非常接近：人体内正常血镁浓度为0.75 mmol/L，血镁有效治疗浓度为1.80~3.00 mmol/L，超过3.5 mmol/L即可出现中毒症状；最早的症状为膝反射消失，超过5.0 mmol/L出现呼吸抑制，超过12.50 mmol/L即可发生心脏骤停。

　　（3）妊娠期高血压病患者使用硫酸镁后血镁浓度波动较大，临床使用时应注意结合患者的肾功能损伤程度、硫酸镁代谢途径和药代动力学特点进行药物剂量调整，见图4-6。

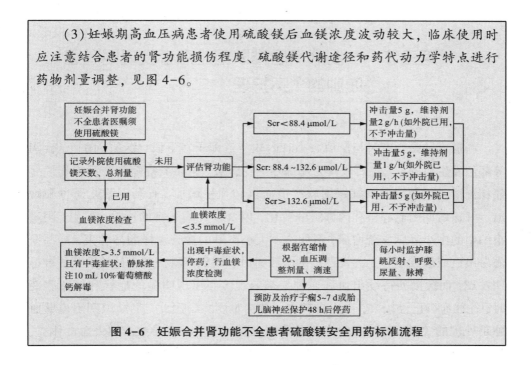

图4-6　妊娠合并肾功能不全患者硫酸镁安全用药标准流程

五、参考文献

［1］中华医学会妇产科学分会妊娠期高血压疾病学组.妊娠期高血压疾病诊治指南（2020）［J］.中华妇产科杂志，2020，55（4）：227-238.

［2］谢幸，苟文丽.妇产科学［M］.8版.北京：人民卫生出版社，2013.

［3］张俊杰，张韶辉，郭珩，等.临床药师参与妊娠合并肾功能不全患者硫酸镁中毒的药学实践与思考［J］.中南药学，2021，19（12）：2692-2694.

［4］黄雯.妊娠对肾脏的影响及慢性肾脏病患者的妊娠问题［J/OL］.中华肾病研究电子杂志，2018，7（6）：245-249.

［5］林建华，吕鑫.妊娠期高血压疾病的处理难点和困惑——妊娠期高血压疾病诊治指南（2020）解读［J］.四川大学学报（医学版），2022，53（6）：1007-1011.

［6］Brookfield K F, Su F, Elkomy M H, et al. Pharmacokinetics and placental transfer of magnesium sulfate in pregnant women［J］. Am J Obstet Gynecol, 2016, 214（6）：737-739.

第三节　一例顺产后排尿困难患者发现阴道壁血肿的个案护理

产道血肿是指产时与产后数小时内软产道即子宫下段、宫颈、阴道、会阴等部位发生血肿，其主要表现为局部疼痛，临床上常将其疼痛与产后损伤性疼痛相混淆。生理情况下妊娠期软产道血供和弹性增加，有利于胎儿通过和娩出。妊娠后期因血容量和内分泌的变化，以及增大的子宫的压迫，外阴、阴道组织中的中小静脉显著增多，形如许多大小不等的血管瘤样的静脉束，局部损伤易出血或形成血肿。突发严重的产后出血易得到产科护理人员的重视并被早期发现，而缓慢的持续出血和血肿易被忽视。当出现明显的症状和体征改变时，往往血肿已经较大，出血量较多，救治难度大。因此，早期识别阴道壁血肿是处理的关键，如不及时发现并积极处理，严重时可导致产妇失血性休克，甚至危及生命。

一、案例介绍

【病史】

主诉：28 岁，因"顺产后 9 小时，阴道大量流血 4 小时"入院。

现病史：孕 39^{+2} 周，妊娠期糖尿病 A1 级；自然临产，于 12:50 在会阴保护下顺产一活男婴；体重 2.4 kg，羊水清，量约 500 mL；胎盘胎膜自然完整娩出，总产程约 5 h（第一产程 4 h，第二产程 40 min，第三产程 20 min）。产后 2 h 出血 180 mL，检查宫颈未见裂伤，会阴 I 度裂伤，予皮内缝合会阴裂伤处。当日 17:00 患者出现排尿困难，查体发现见右侧臀部触及一 7 cm×8 cm 血肿，行阴道检查见扪及一约 5 cm×6 cm 血肿，行阴道壁血肿切开缝合术，考虑臀部血肿为阴道内动脉血管破裂出血所致，止血困难未处理。术中出血约 2000 mL，予补液、输血对症治疗，随后转院治疗。转入我院后，查体发现会阴体水肿明显，未见活动性出血。

既往史：既往体健，否认高血压、糖尿病、心脏病病史，否认结核、肝炎等传染病史，否认精神病及遗传病史，否认输血史，无外伤史，否认药物食物过敏史。

孕产史：孕1产1。

【体格检查】

生命体征：体温37.2℃，呼吸19次/min，脉搏108次/min，血压104/76 mmHg，血氧98%。

查体：神志清楚，自主体位，查体配合。全腹膨隆，全腹肌软，无压痛及反跳痛。外院带入尿管通畅，带入阴道塞纱2条，会阴区间断缝合6针，肛周偏右呈蓝紫色，为4 cm×4 cm，触之有波动感。

肛门指检：距离肛门外口4 cm处可扪及缝线，右侧臀触及一血肿，7 cm×8 cm，触之有波动感，皮温稍高；右臀部可见5 cm×6 cm皮下血肿，质硬，无波动感，皮温正常。

产科情况：宫缩好，宫底脐上1指，会阴体水肿明显，未见活动性出血。

【辅助检查】

血常规检查：白细胞9.67×10⁹~19.22×10⁹/L(3.5~9.5×10⁹/L)，血红蛋白95~106 g/L(115~150 g/L)，红细胞压积26.1%(35%~45%)，中性粒细胞百分比80.8%~94%(40%~75%)，降钙素原1.35 ng/mL(0~0.046 ng/mL)。

凝血常规检查：PT 12.3 s(8.8~13.8 s)，APTT 38.3 s(28~42 s)，PT% 88.1%(80%~120%)，PT-INR1.04(0.82~1.50)，Fbg 2.27 g/L(2.0~4.0 g/L)。

肝功能检查：AST 34.4~38.4 U/L(13~35 U/L)，ALT 16.9~20.3 U/L (7~40 U/L)，尿素3.96~3.98 mmol/L(2.6~7.5 mmo/L)，肌酐47~52 μmol/L(41~73 μmol/L)。

产科超声检查：子宫后位，子宫增大，符合产褥期改变。宫腔内混合回声区，考虑为宫腔积血可能。双侧附件区未见明显异常包块声像。阴道内混合回声区，考虑为积血可能。

泌尿超声检查：左肾轻度积水，右肾超声检查未见明显异常。

胸部X线检查：双侧肺纹理增强，双肺门影稍增浓，请结合临床并复查；心影增大，左心耳部膨隆。

【诊疗经过】

入院后予完善检查，带入尿管及阴道塞纱 2 条，阴道壁血肿切开缝合术后，肛周偏右呈蓝紫色，4 cm×4 cm，触之有波动感。送介入科行子宫动脉栓塞术。拔除尿管出现尿潴留后予相应干预措施，恢复良好，予出院(图 4-7)。

阴道壁血肿
高清彩图

9月7日 外院转入，带入尿管及阴道塞纱2条，可见会阴水肿，肛周紫黑，触之有波动感，入院后完善相关检查	9月8日 00：40送介入科行栓塞术，解除动脉加压器后皮肤出现多处散在水疱	9月9日 查房后予阴纱拔除，肛周紫黑，皮肤未见明显扩大	9月12日 经医生评估后予10：00拔除尿管；14：15分出现膀胱区充盈不能自解小便，经中频热敷等处理后无效，重新留置尿管	9月14日 11：00会阴拆线，经夹尿管、简易膀胱测压为30 cm H₂O后15：30拔除尿管；经一系列处理(热敷、肌注新斯的明等)解400 mL尿液，诉有排尿不尽感，予B超测残余尿为122.7 mL

9月18日：诉排尿不尽感较前减轻，门诊予盆底康复治疗，予办理出院。

图 4-7　患者诊疗经过

【出院诊断】

(1)产后出血：阴道壁血肿；

(2)妊娠期糖尿病 A1 级；

(3)孕 1 产 1 孕 39^{+2} 周单活婴顺产。

二、护理评估及措施

根据疾病/病症、健康状况、生理功能、ICF 自理能力及并发症风险五大维度进行高级护理健康评估。患者面色苍白，自诉伤口疼痛(疼痛评分为 6 分)，反复诉尿意明显。经评估带入尿管通畅，膀胱空虚。阴检发现阴道血肿(触之有波动感)，立即配血及完善术前检查，即送介入室行子宫动脉栓塞术。详细护理评估及措施见表 4-7。

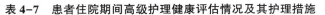

表4-7　患者住院期间高级护理健康评估情况及其护理措施

评估维度	评估内容	评估情况	护理措施
疾病/病症	1.产后出血（阴道壁血肿形成）； 2.宫腔积血	1.病史：产后2 h在外院出血多，考虑阴道壁动脉血管破裂； 2.体征：肛周右侧血肿（7 cm×8 cm），有波动感，右臀部皮下血肿（5 cm×6 cm）； 3.B超示阴道内混合回声区（53 cm×35 mm）； 4.血红蛋白95~106 g/L	1.建立静脉通道，监测生命体征及每小时尿量； 2.即送介入室行子宫动脉栓塞术，术后观察双下肢腿围变化及足背动脉搏动情况； 3.遵医嘱禁食，使用易蒙停药物禁大便3天，予会阴冷敷贴处理； 4.密切观察阴道流血及宫缩情况，定期复查血常规
健康状况	1.母体：生命体征、睡眠、活动、排泄、食欲、营养代谢等； 2.生殖：阴道分娩后4 h； 3.心理：情绪与社会支持方面	1.发热：体温过高； 2.白细胞、降钙素原等感染指标升高； 3.会阴疼痛明显（疼痛6~8分）	1.保持会阴清洁，勤换卫生垫，指导会阴冲洗器使用，大小便后，温水冲洗外阴； 2.监测感染指标下降趋势及体温变化，及时报告医生； 3.遵医嘱给予抗生素，并观察药效； 4.教会患者按摩子宫，指导下床活动，利于积血排出
生理功能	循环功能、消化功能、肝肾功能等	1.循环功能：正常； 2.排泄功能：排尿点滴样，触诊膀胱充盈； 3.B超残余尿测定：膀胱容量122.7 mL	1.诱导排尿，指导采用蹲位排尿；听流水声或用温水冲洗外阴刺激膀胱收缩排尿； 2.遵医嘱使用开塞露，中频治疗，肌注新斯的明等； 3.留置尿管期间予持续开放状态，使膀胱可以得到充分的休息，指导缩肛运动每天2~3次，15次/min
ICF自理能力	自理能力评估	BADL评分60分	卧床期间须协助患者大小便、饮食、活动等

续表4-7

评估维度	评估内容	评估情况	护理措施
并发症风险	跌倒风险评分：45分(中度风险) 压疮风险评分：13分(中度危险)	1. 有跌倒的风险； 2. 有压疮形成的危险：与卧床休息有关	1. 予启用《预防跌倒护理单》，指导患者预防跌倒的方法及注意事项； 2. 定期协助床上翻身，予翻身枕，水垫置于骶尾部，气压治疗； 3. 遵医嘱使用医用凝胶对症缓解会阴伤口疼痛，并指导离床活动方法

三、护理问题分析

该患者顺产后出现无法自主排尿的原因可能有哪些？结合主诉、病史、体征及辅助检查进行评判性思考及判断。

阴道分娩后排尿异常的可能原因思维导图

四、个案思维要点

(1)产后血肿早期较难识别，容易误诊：早期产妇无明显血容量及生命体征改变的表现，临床表现不典型。如果血肿过大压迫尿道则会导致尿潴留的发生，常常很难被识别，诊断易被延误，常致出血增多才被发现。

(2)具有高危因素者，应注意体格检查：初产、会阴切开术和阴道器械助产术是产后血肿的独立危险因素。对于产后主诉有会阴及肛门坠胀感、阴道内胀痛、盆腔压迫症状、不明原因发热或软产道裂伤经清创缝合后全身情况与阴道流血量不成正比者，均应进行彻底的体格检查，警惕产后血肿的发生。

(3)产后血肿的治疗方案应体现个体化：主要取决于血肿部位大小是否持续增大、产妇血流动力学的稳定性等决定，处理包括保守治疗、手术治疗和选择性动脉栓塞术。其治疗目标是治疗产后出血或预防进一步出血，降低组织损伤、缓解症状、减少感染风险。

五、参考文献

［1］陈璐，周微笑，贺晶.软产道裂伤致隐匿性产后出血的早期识别及处理［J］.中国实用妇科与产科杂志，2022，38（8）：784-787.

［2］Tilahun T，Wakgari A，Legesse A，et al. Postpartum spontaneous vulvar hematoma as a cause of maternal near miss：a case report and review of the literature［J］. Journal of Medical Case Reports，2022，16（1）：85-85.

［3］Iskender C，Topcu H O，Timur H，et al. Evaluation of risk factors in women with puerperal genital hematomas［J］. The Journal of Maternal-Fetal & Neonatal Medicine，2016，29（9）：1435-1439.

［4］陆红霞，屠蕾，宋嘉雯.产后子宫主韧带会阴血肿产妇1例护理［J］.上海护理，2021，21（3）：67-68.

［5］Bienstock J L，Eke A C，Hueppchen N A. Postpartum Hemorrhage［J］. New England Journal of Medicine，2021，384（17）：1635-1645.

［6］龚云辉，桂顺平，周容.产后出血早期识别的研究进展［J/OL］.中华妇幼临床医学杂志（电子版），2015，11（3）：402-406.

［7］中国医师协会介入医师分会妇儿介入专委会，中华医学会放射学分会介入学组生殖泌尿专委会，中国妇儿介入联盟.围分娩期出血介入治疗中国专家共识［J/OL］.中华介入放射学电子杂志，2020，8（1）：1-5.

第四节　一例分娩期急性绒毛膜羊膜炎患者的个案护理

绒毛膜羊膜炎（chorioamnionitis）又称羊膜腔感染（intra-amniotic infection，IAI），指病原体进入羊膜腔引起胎盘、胎膜、羊水、蜕膜、胎儿、脐带任一部位或成分的感染。其发生在妊娠的任何阶段，对妊娠进展、胚胎发育和母婴安全均会带来重大影响，引起产后出血、子宫内膜炎、腹膜炎、败血症及胎儿窘迫、死胎和死产等并发症。高危因素包括胎膜早破、羊水胎粪污染、B 族链球菌感染、孕产妇抵抗力下降、反复多次阴道检查等。因此，早期发现、早期治疗尤其重要，以减少母儿不良结局的发生。

一、案例介绍

【病史】

主诉：37 岁，因"停经 38 周，发热 3 天，阴道流液伴规律下腹胀痛 2 小时"入院。

现病史：患者平素月经规律，本次妊娠为自然受孕，孕期定期产检。孕 16 周自觉胎动至今，孕 16 周行预防性宫颈环扎术。孕 28 周 OGTT 试验无异常。3 天前因"发热，全身骨骼酸痛"于外院急诊就医，发热持续时间。入院当日凌晨 4:00 突然有较多澄清液体自阴道流出，伴有下腹阵发性疼痛，无阴道流血。孕前体重 49 kg，BMI（孕前）22.3 kg/m²，现体重 61 kg。

既往史：2015 年因异位妊娠在外院行腹腔镜下左侧输卵管切除术。

孕产史：孕 5 产 0，2019 年孕 23 周行紧急宫颈环扎术，2 天后胎膜早破流产。2020 年和 2021 年分别于孕早期发生稽留流产行清宫术 2 次。

【体格检查】

生命体征：体温 38.2℃；脉搏 120 次/min；呼吸 20 次/min；血压 110/70 mmHg；血氧饱和度 93%~97%。

查体：全身颤抖，口唇发绀，诉头皮发麻，全身针刺感。双侧呼吸运动对称，呼吸节律均匀，听诊双侧呼吸音清，无明显增强或减弱，未闻及干湿性啰音。

产科情况：宫高 34 cm，腹围 104 cm，先露头。胎心音 160～165 次/min，变异可，有加速。宫缩 20 s/min，程度弱。估计胎儿体重 3300 g。

阴道检查：宫颈展平，宫口开 2 cm。胎膜已破，见羊水活动性自宫口流出，呈Ⅱ度污染，伴有异味。

【辅助检查】

血常规检查：白细胞(9.12～21.47)×10⁹/L[(3.5～9.5)×10⁹/L]，中性粒细胞百分比 80.9%～88.2%(40%～75%)，血红蛋白 107～114 g/L(115～150 g/L)，血小板 288×10⁹/L[(100～300)×10⁹/L]。

急诊肝功能检查：血清淀粉样蛋白 A 275.13 mg/L(0～10 mg/L)，血糖 7.77 mmol/L(3.9～6.1 mmol/L)，白蛋白 28.5 g/L(30～50 g/L)。

B 组链球菌：阳性。

血气分析：pH 7.45(7.35～7.45)；PO_2 105 mmHg(80～100 mmHg)；PCO_2 22.9 mmHg(35～45 mmHg)；K^+ 5.7 mmol/L(3.4～4.5 mmol/L)。

产科 B 超检查：宫内妊娠，单活胎；胎方位：头先露；胎重 3266 g，双顶径 92.3 mm，头围 336.0 mm，腹围 340.3 mm，股骨长 71.5 mm。胎盘位于子宫前壁，颈后脐带影 0 周。羊水最大区 4.0 cm，羊水指数 9.9 cm。

胎盘病理检查：中性粒细胞浸润蜕膜层及绒毛膜层，微脓肿形成。

【诊疗经过】

患者因胎膜早破转入产房，转入时体温 38.2℃；精神紧张，出现全身颤抖及嘴唇发绀等症状，伴有血氧饱和度一过性下降及体温升高、血压下降。立即启动快速反应团队，予地塞米松对症处理后顺利剖宫产分娩。羊水Ⅲ度污染，伴有恶臭，产后予抗感染及促宫缩等对症治疗。胎盘病理检查结果提示：中性粒细胞浸润蜕膜层及绒毛膜层，微脓肿形成。分娩后第 5 天体温正常，宫缩好，阴道出血不多，泌乳通畅，予出院(图 4-8)。

【出院诊断】

(1)急绒毛膜羊膜炎；

(2)妊娠合并宫颈功能不全；

(3)不良孕产史；

(4)孕 5 产 1 孕 38 周头位单活胎，剖宫产。

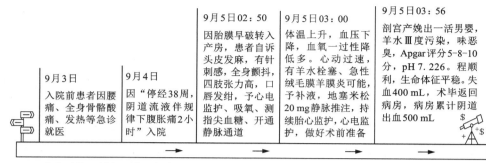

9月3日 入院前患者因腰痛、全身骨骼酸痛、发热等急诊就医

9月4日 因"停经38周，阴道流液伴规律下腹胀痛2小时"入院

9月5日02：50 因胎膜早破转入产房，患者自诉头皮发麻，有针刺感，全身颤抖，四肢张力高，口唇发绀，予心电监护、吸氧、测指尖血糖、开通静脉通道

9月5日03：00 体温上升，血压下降，血氧一过性降低多。心动过速，有羊水栓塞、急性绒毛膜羊膜炎可能，予补液，地塞米松20 mg静脉推注，持续胎心监护，心电监护，做好术前准备

9月5日03：56 剖宫产娩出一活男婴，羊水Ⅲ度污染，味恶臭，Apgar评分5-8-10分，pH 7.226。程顺利，生命体征平稳。失血400 mL，术毕返回病房，病房累计阴道出血500 mL

分娩后第5天体温正常，宫缩好，阴道出血不多，泌乳通畅，予出院。

图4-8　患者住院期间诊疗经过

二、护理评估及措施

根据疾病/病症、健康状况、生理功能、ICF自理能力及并发症风险五大维度进行高级护理健康评估。开通静脉通道，予面罩吸氧，密切观察患者生命体征及持续胎心监护，警惕羊水栓塞的发生；严密监护下分娩，发现羊水Ⅲ度，伴有恶臭，考虑产前三天发热病史可能为绒毛膜羊膜炎所致，配合医生留取胎盘标本送检，并遵医嘱予抗感染及促宫缩等对症治疗。详细护理评估及措施见表4-8。

表4-8　患者住院期间高级护理健康评估情况及其护理措施列表

评估维度	评估内容	评估情况	护理措施
疾病/病症	胎膜早破后全身颤抖，伴有口唇发绀，头皮发麻，全身针刺感	1. 病史：入院前因"发热，全身骨骼酸痛"就诊； 2. 查体：羊水已破，呈Ⅱ度污染，伴有异味，疼痛评分6分； 3. 其他：指尖血糖5.5 mmol/L，白细胞9.12×10⁹~21.47×10⁹/L，中性粒细胞百分比80.90%~88.2%	1. 保暖，监测生命体征、血氧饱和度、尿量及凝血功能等的变化； 2. 指导非药物减痛方法及椎管内麻醉镇痛分娩； 3. 开通两条有效静脉通道，遵医嘱予地塞米松20 mg静脉注射

续表4-8

评估维度	评估内容	评估情况	护理措施
健康状况	1. 母体：生命体征、睡眠、活动、排泄、食欲、营养代谢等； 2. 胎儿：孕5产0孕37⁺⁶周单活胎； 3. 心理：情绪与社会支持方面	1. 生命体征：T 38.2℃，P 120次/min，R 20次/min，BP 110/70 mmHg； 2. 意识情况：烦躁不安，全身颤抖，以卧床休息为主； 3. 阴道检查：胎头入盆衔接好，可下床，但患者拒绝； 4. 胎监提示：规律宫缩，20 s/min，基线160~165 bpm，变异可，有加速； 5. 明显焦虑：反复询问胎儿情况，家属未能到场	1. 启动快速反应团队，呼叫麻醉医生、二值医生等参与抢救； 2. 遵医嘱予抗感染治疗及出入量管理； 3. 持续胎心监护，观察胎心及宫缩变化； 4. 给予心理支持，减轻患者恐惧、焦虑情绪，安慰患者
生理功能	循环功能、呼吸功能、凝血功能、消化功能、肝肾功能等	1. 循环：心率增快，口唇发绀，甲床紫绀； 2. 呼吸：血氧97%~100%，血氧一过性降低至93%，无胸闷、气促、呼吸困难等不适	1. 重视患者主诉，配合医生急查血常规和血气等，完善相关检查； 2. 予高流量面罩吸氧，保持呼吸道通畅； 3. 安抚患者，指导拉玛泽呼吸法，调节呼吸节奏
ICF自理能力	1. 躯体活动和移动； 2. 尿潴留	1. 四肢可活动，可自行平移过床，BADL评分60分； 2. 排尿方式改变(卧床)，产程中胎头压迫至会阴水肿，排尿反射受到抑制	1. 卧床期间协助患者大小便、饮食、活动等； 2. 助产士协助定期饮水及如厕，宣教定期排空膀胱的重要性
并发症风险	1. 胎儿窘迫； 2. 感染性休克	1. 产妇B族链球菌为阳性； 2. 羊水已破，呈Ⅲ度污染，伴有异味； 3. 发热(T 38.2℃)，全身颤动，伴心率增快； 4. 宫口开全胎心晚期减速	1. 持续胎心监护，密切观察产程进展，做好术前准备或接产准备； 2. 通知新生儿科会诊，准备急救抢救设施

三、护理问题分析

分娩期产妇全身颤抖
的可能原因思维导图

该患者因胎膜早破转入产房时伴有全身颤抖的原因可能有哪些？结合主诉、病史、体征及辅助检查进行评判性思考及判断。

四、个案思维要点

（1）绒毛膜羊膜炎患者高危因素：在产时体温异常的孕妇中，GDM、PROM、胎膜破裂持续时间≥24 h、产程中最高体温≥38℃、CRP≥12 mg/L等因素均与组织学绒毛膜羊膜炎的存在密切相关。

（2）绒毛膜羊膜炎患者处理原则：组织学绒毛膜羊膜炎会导致产褥感染及新生儿败血症的风险增高。因此，对于此类孕妇，需要更积极地干预产程进展，及时终止妊娠，并在产后加强对其及新生儿的预防性抗感染治疗。

（3）疑似羊水栓塞患者处理原则：一旦怀疑羊水栓塞，立即按羊水栓塞急救。推荐多学科密切协作参与抢救处理，及时、有效的多学科合作，对于孕产妇抢救成功及改善其预后至关重要。

五、参考文献

［1］谢幸，孔北华，段涛.妇产科学［M］.9版.北京：人民卫生出版社，2018.

［2］刘兴会，贺晶，漆洪波.助产［M］.北京.人民卫生出版社，2018.

［3］中华医学会妇产科学分会产科学组.羊水栓塞临床诊断与处理专家共识（2018）［J］.中华妇产科杂志，2018，53（12）：831-835.

［4］Venkatesh K K, Jackson W, Hughes B L, et. al. Association of chorioamnionitis and its duration with neonatal morbidity and mortality［J］.J Perinatol，2019，39（5）：673-682.

［5］葛瀛洲，张晨，刘欣梅，等.产时体温异常孕妇中组织学绒毛膜羊膜炎的相关因素及产后母婴感染风险分析［J］.中国实用妇科与产科杂志，2021，37（3）：342-347.

第五节　一例产后尿潴留患者早期
识别的个案护理

产后尿潴留（postpartum urinary retention，PUR）是产后常见并发症，是指阴道分娩后 6 h 有尿不能自行排出或自行排尿后膀胱残余尿量≥150 mL，最终需要导尿干预。据文献报道，硬膜外麻醉、器械助产、会阴侧切或撕裂、初产、巨大儿、较长的第二产程与 PUR 的风险呈显著正相关。国内外学者根据症状将 PUR 分为两种类型：有症状的 PUR 和隐性 RUR。有症状的 PUR 是指阴道分娩后 6 h 内无法自发排尿，发病率在 5% 以下。无症状的隐性 PUR 是指自发性排尿后，膀胱残余尿量≥150 mL，隐性 PUR 报道的发病率高达 47%。越来越多的研究发现，对 PUR 的延迟诊断和不当管理，可引起排尿不畅，充盈的膀胱会限制子宫收缩，导致产后出血和产后泌尿系感染的概率增高，产后 1 年持续性 PUR 的风险增加。因此，早期识别 PUR 发生的高危人群并积极干预具有重要的临床意义。

一、案例介绍

【病史】

主诉：31 岁，因"停经 38^{+4} 周，下腹坠痛伴阴道流液 3 小时"，由急诊车床入院。

现病史：平素月经规律，本次妊娠为自然受孕，停经 30 余天自测尿妊娠试验阳性。孕 6 周出现恶心、呕吐等早孕反应，程度轻。孕 20 周自觉胎动至今，一直定期规律产检，无特殊异常。7 月 7 日凌晨 3:00 开始出现下腹部坠痛，30 s/（2~3）min，伴有阴道流液，颜色清，不伴阴道血性分泌物，遂至我院就诊。孕前体重 48 kg，BMI（孕前）23.5 kg/m²，现体重 59 kg。

既往史：既往无高血压、糖尿病、心脏病等。

孕产史：孕 1 产 0。

【体格检查】

生命体征：体温 36.8℃；脉搏 82 次/min；呼吸 20 次/min；血压 122/65 mmHg。

查体：宫高 33 cm，腹围 114 cm，先露头，未衔接。胎方位 LOT，未衔接。胎心音 132 次/min，可扪及规律宫缩，30 s/(2~3) min。

阴道检查：宫颈展平，宫口开 6 cm。胎膜已破，可见澄清羊水活动性自宫口流出。

【辅助检查】

血常规检查：白细胞 16.69×10⁹/L[(3.5~9.5)×10⁹/L]，中性粒细胞百分比 87.3%(40%~75%)，血红蛋白 80.00 g/L(115~150 g/L)，血小板 221×10⁹/L[(100~300)×10⁹/L]；降钙素原 1.35 ng/mL(0~0.046 ng/mL)。

产科 B 超检查：宫内妊娠，单活胎。胎方位 LOP。胎重 3074 g，双顶径 95.2 mm，头围 320.2 mm，腹围 347.3 mm，股骨长 76.2 mm。胎盘位于子宫后壁，颈后脐带影 0 周。羊水最大区 3.1 cm。

【诊疗经过】

患者临产后进入产房，产程进展顺利，在会阴保护下钳产一活女婴。产后 2 h 出血 720 mL，产程进展见表 4-9。产后能自解小便，于产后 4 h 按压子宫涌出 500 mL 淡黄色液体，经评估发现为尿潴留。予对症处理后，产后 48 h 恢复良好，予出院(图 4-9)。

表 4-9　患者的产程进展及处理经过

时间	宫口	先露	入量/mL	出量/mL	膀胱充盈	疼痛/分	处理
7月7日 03:00	临产					3	
06:30	10	+1	口服 200	导尿 300	中度	7	
09:05	10	+2	口服 200	导尿 200	中度	8	会阴侧切，拟行钳产术
09:22			输液 500	出血 280	空虚		分娩
09:37			输液 500	出血 200	空虚	5	开通两条静脉通道，静脉滴注缩宫素，胎盘胎膜自然娩出完整

续表4-9

时间	宫口	先露	入量/mL	出量/mL	膀胱充盈	疼痛/分	处理
09:52				出血 120	空虚		肌肉注射欣母沛，持续按压子宫
10:07			输液 350	出血 100	轻度充盈	6	宫缩好，阴道出血减少，予会阴垫冷敷会阴伤口及氟比洛芬口服缓解疼痛
12:00			红细胞 400	出血 20	中度充盈		听流水声、热敷膀胱
12:50			血浆 200	300	中度充盈		协助坐位，能自解小便
13:15			口服粥 300	压出 500 mL 淡黄色液体	重度充盈	4	听流水声、热敷膀胱 B 超发现残余尿 588 mL
13:30				导尿 500	空虚	2	留置导尿，持续开放尿管
7月8日 15:00				300			简易膀胱测压 35 cmH_2O，予拔除尿管，自解小便顺畅
7月9日 15:00				300			B 超残余尿为 0 mL，予出院

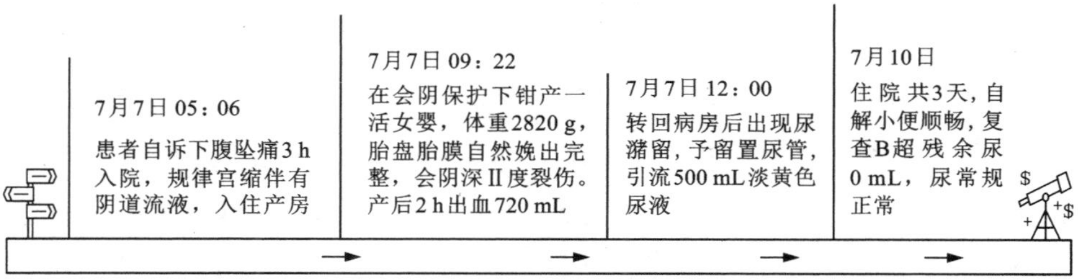

产后48小时出院，自解小便顺畅，B超残余尿15 mL，无尿路感染，予出院。

图 4-9　患者住院期间的诊疗经过

【出院诊断】

(1)产后出血；

(2)第二产程停滞(胎头下降停滞)；

（3）低位产钳术的单胎分娩；

（4）尿潴留；

（5）孕 1 产 1 孕 38^{+4} 周 LOT 单活婴顺产。

二、护理评估及措施

根据疾病/病症、健康状况、生理功能、ICF 自理能力及并发症风险五大维度进行高级护理健康评估，患者因产后出血在输血输液下转入病房，转入时精神疲倦，面色较苍白；评估膀胱中度充盈，护士协助下能自解小便 300 mL；宫缩好，阴道出血少，但按压宫底时压出 500 mL 淡黄色液体，经评估发现为隐性尿潴留。详细护理评估及措施见表 4-10。

表 4-10　患者住院期间高级护理健康评估情况及其护理措施

评估维度	评估内容	评估情况	护理措施
疾病/病症	产后出血	1. 产后 2 h 出血 720 mL； 2. 精神疲惫，面色较为苍白； 3. 会阴深Ⅱ度裂伤，宫底脐上 2 指，轮廓清晰；按压宫底排出 500 mL 淡黄色液体	1. 每 15～30 min 监测生命体征及评估宫缩、宫底高度及阴道流血； 2. 评估膀胱呈中度充盈，B 超测残余尿为 588 mL； 3. 遵医嘱予静脉采血，并使用缩宫素等措施
健康状况	1. 母体：生命体征、活动、排泄、食欲、营养代谢等； 2. 心理：情绪与社会支持方面	1. 血红蛋白 80 g/L，会阴伤口疼痛评分 4 分； 2. 排泄：自解小便 300 mL，膀胱中度充盈，残余尿 588 mL； 3. 明显紧张焦虑情绪	1. 宣教进食含铁丰富食物； 2. 遵医嘱予会阴垫冷敷及氟比洛芬酯缓解疼痛，以及热敷、听流水声等措施； 3. 安慰患者，倾听产妇诉说内心的感受
生理功能	循环功能、消化功能、肝肾功能等	1. 产后 2 h 出血 720 mL； 2. 生命体征稳定，无面色苍白等休克症状	1. 监测血压、心率变化及宫缩、宫高、出入量等； 2. 解释各项检查及治疗的意义，取得配合

续表4-10

评估维度	评估内容	评估情况	护理措施
ICF 自理能力	1. 排泄功能：留置导尿（600 mL）； 2. 自理能力评估	1. 产时导尿史，转入后能自解小便 300 mL，叩诊膀胱呈中度充盈，予导尿引出 500 mL 澄清尿液； 2. BADL 评分 60 分	1. 予留置导尿并持续开放 24 h，膀胱测压值为 35 cmH$_2$O，予拔除尿管； 2. 指导缩肛运动及电刺激+生物反馈治疗
并发症风险	1. 跌倒； 2. 感染	1. 跌倒风险评分 35 分，中度风险；血红蛋白 80 g/L； 2. 白细胞 16.69×10^9/L，中性粒细胞百分比 87.3%，降钙素原 1.35 ng/mL	1. 指导预防跌倒的方法（起床三部曲）及注意事项，协助下床活动； 2. 做好尿管的固定及带尿管活动的指导； 3. 遵医嘱使用抗生素，指导患者每日饮水量不少于 2000 mL，指导如何保持会阴部清洁

三、护理问题分析

　　该患者产后按压宫底出现淡黄色的异常恶露，应考虑是什么情况？结合主诉、病史、体征及辅助检查进行评判性思考及判断。

产后阴道异常恶露的可能原因思维导图

四、个案思维要点

　　（1）残余尿监测可提高尿潴留的识别率：传统的使用腹部触叩的评估方法对于分娩期产妇膀胱充盈情况的评估会存在较大的误差，加之使用硬膜外麻醉后产妇对膀胱膨胀的刺激不敏感，更加不易及时发现产妇膀胱充盈的情况。规范化的残余尿监测可以有效地避免膀胱过度充盈状况的发生。

（2）定时排空膀胱预防膀胱过度充盈：为预防充盈的膀胱影响产程进展，在分娩过程中，确保产妇每4 h排尿一次和充分地排空膀胱非常重要，以准确指导产妇及时、尽早排尿。

五、参考文献

［1］Schoffelmeer M A，Limpens J，Roovers J，et al. Postpartum urinary retention：a systematic review of adverse effects and management［J］. International Urogynecology Journal and Pelvic Floor Dysfunction，2014，25(12)：1605-1612.

［2］刁晓丽，李晓红，曲月洁.基于循证的护理措施预防顺产后尿潴留效果观察［J］.齐鲁护理杂志，2020，26(6)：102-105.

［3］Yulia A，Mackenzie S. Intrapartum and postpartum bladder care［J］. Archives of Disease in Childhood Fetal & Neonatal Edition，2011，96：Fa118.

［4］Teshima S，Kakizaki E，Kobayashi R，et al. An Additional Method To Predict Postpartum Urinary Retention After Vaginal Delivery Without Epidural Anesthesia［J］. Internet Scientific Publications，2020(2)：1-3.

第五章
妊娠合并内外科疾病危重症疑难案例

第一节　一例双胎妊娠合并急性心力衰竭
患者的个案护理

妊娠期和分娩期血流动力学的改变将增加心脏负担，心输出量会增加 30%～50%。胎儿胎盘娩出后，随着子宫供血的回输及水肿液的吸收，心脏负担进一步加重。贫血、低蛋白血症和感染等不良因素可以导致心功能下降，双胎妊娠、羊水过多、巨大儿、子痫前期、急性羊水栓塞、急性肺栓塞等可以诱发急性和慢性心衰，危及母儿生命。产科患者一旦发生急性心力衰竭，应在严密的血流动力学监测下积极开展各项抢救措施，包括：减轻心脏前后负荷，增强心肌收缩力，积极治疗诱发心力衰竭的因素，治疗原发心脏病，提高心脏的代偿能力，增强心肌收缩功能，避免水钠潴留。为降低产科急性心力衰竭的发病率和病死率，及早发现和控制早期心力衰竭十分重要。强调早期干预，根据患者病情制定治疗方案和多学科合作团队相互协作。护理人员作为多学科诊疗团队中的成员，要及时配合医生为患者终止妊娠，做好抢救预案；同时预防患者产后出血，促进其子宫收缩；严格控制入量，尽快控制心力衰竭，恢复患者心功能和稳定内环境。

一、案例介绍

【病史】
主诉：36 岁，因"停经 36^{+3} 周，发现双胎妊娠 8 个月余"入院。

现病史：本次妊娠为自然受孕。孕 8 周开始出现恶心、呕吐等早孕反应。孕期定期产检，葡萄糖耐量试验、胎儿畸形筛查、甲状腺功能等检查未见明显异常。孕晚期贫血，无头晕、头痛、胸闷、心悸等症状，予口服生血宝合剂治疗，未定期复查血常规。3 个月前无明显诱因出现双下肢轻度水肿，休息或抬高双下肢后水肿消失。2 个月前双下肢水肿加重，休息后无法缓解。孕期饮食、睡眠良好，大小便正常。身高 156 cm，孕前体重 45 kg，BMI（孕前）18.49 kg/m²，现体重 63 kg。

既往史：否认高血压、糖尿病、心脏病等病史。

孕产史：孕 1 产 0。

【体格检查】

生命体征：体温 36.5℃；脉搏 86 次/min；呼吸 20 次/min；血压 131/82 mmHg。

查体：胸廓和呼吸运动未见异常，叩诊清音，呼吸规整，双肺呼吸音清晰，双侧肺未闻及干、湿啰音，无胸膜摩擦感。四肢活动自如，无下肢静脉曲张，双下肢浮肿。

产科情况：宫高 40 cm，腹围 97 cm，胎位 LOA/ROP，胎心音 145 ~ 152 次/min。

阴道检查：宫颈管未消失，宫颈口未开。胎膜未破，头先露/头先露，S-3，未扪及宫缩。

【辅助检查】

血常规检查：血红蛋白 72 ~ 77 g/L（115 ~ 150 g/L）；红细胞 $3.25×10^{12}$/L（$3.5×10^9$ ~ $9.5×10^9$/L）；红细胞压积 25.4%（35% ~ 45%）；血小板 $96×10^9$/L（$100×10^9$ ~ $300×10^9$/L）。

凝血常规检查：D-二聚体 1899 ng/mL（0 ~ 500 ng/mL）。

生化检查：白蛋白 29.6 g/L（40 ~ 55 g/L）；总蛋白 59.2 g/L（65 ~ 85 g/L）。

产科 B 超检查：宫内妊娠（MCDA），胎儿双顶径 9.5/9.3 cm，股骨长 7.2/7.1 cm；羊水最大深度 6.4 cm；胎盘位于后壁，成熟度 Ⅱ ~ Ⅲ级。

【诊疗经过】

入院后完善各项检查，次日行剖宫产术+宫腔球囊填塞术，术后当天（术后 7 h）出现急性左心衰。实验室及辅助检查结果见图 5-1 ~ 图 5-3，予利尿减轻心脏负荷对症治疗后好转出院（图 5-4）。

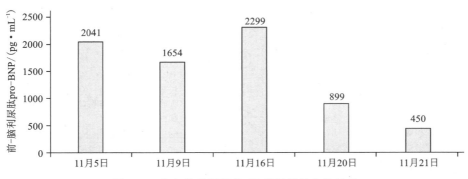

图 5-1　患者住院期间前-脑利尿肽的变化情况

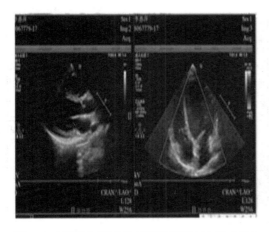

图 5-2　经胸心脏彩色多普勒超声(11 月 6 日)

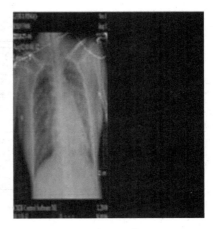

图 5-3　X 线胸部正位片(11 月 6 日)

【出院诊断】

(1)急性左心衰;

(2)单绒毛膜双羊膜囊双胎妊娠(MCDA);

(3)妊娠合并中度贫血;

(4)妊娠合并低蛋白血症;

图5-2、图5-3
高清彩图

(5)孕 1 产 2 孕 36^{+3} 周(LOA/ROP)双活胎剖宫产。

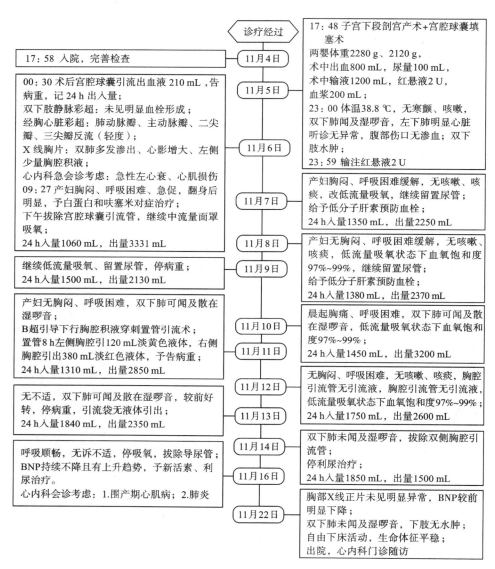

图 5-4　患者诊疗经过

二、护理评估及措施

　　患者双胎妊娠，剖宫产术后 7 h 胸闷、气促、呼吸困难等症状。根据疾病/病症、健康状况、生理功能、ICF 自理能力及并发症风险五大维度进行高级护理健康评估，发现患者呼吸急促、心率增快、血压升高，子宫收缩好，阴道出血不多；术中出血 800 mL，输液 1200 mL，红细胞悬液 2 U，血浆 200 mL，尿量 100 mL；立即予半坐卧位，面罩吸氧，调慢补液速度，配合医生完善各项检查，精准记录出入量。详细护理评估及措施见表 5-1。

表 5-1　患者住院期间高级护理健康评估情况及其护理措施

评估维度	评估内容	评估情况	护理措施
疾病/病症	1. 胸闷； 2. 呼吸困难； 3. 气促	1. 病史：双胎妊娠，术后 7 h，术中出血 800 mL，输液 1200 mL； 2. 症状：不能平卧，夜间憋醒，无咳嗽、咳痰、乏力，唇周微绀、神情倦怠、难以入睡； 3. 体征：听诊双下肺可闻及湿啰音，心脏听诊无异常，血氧饱和度为 96%； 4. 辅助检查：乳酸脱氢酶 413 U/L（120~250 U/L）；α-羟丁酸脱氢酶 307 U/L（90~180 U/L）心型肌酸激酶 27 U/L（0~24 U/L）；X 线胸片提示双肺多发渗出，心影增大，左侧少量胸腔积液；心脏超声肺动脉瓣、三尖瓣反流（轻度）；双下肢未见明显血栓形成	1. 体位：予摇高床头及半卧位； 2. 给氧：予面罩吸氧； 3. 出入量：遵医嘱使用利尿药，准确记录出入量，严格控制液体入量和输注速度； 4. 病情监测：生命体征监测，监测血氧饱和度是否正常，密切关注呼吸困难症状有无改善； 5. 向患者及家属介绍急性心力衰竭的病因，指导其继续针对基本病因和诱因进行治疗
健康状况	1. 母体：生命体征、睡眠、活动、排泄、食欲、营养代谢等； 2. 心理：情绪与社会支持方面	1. 生命体征：呼吸 30 次/min，脉搏 110 次/min，血压（120~153）/（75~97）mmHg，体温 36.5℃； 2. 睡眠欠佳，活动后气促明显，尿量少，双下肢轻度凹陷性水肿，休息后可缓解，近 2 个月水肿明显加重； 3. 产妇担心病情重、疾病预后和治疗费用，明显焦虑情绪	1. 予半坐卧位，限制活动，保证充足睡眠； 2. 抬高下肢，指导低盐低脂易消化饮食； 3. 向患者讲述成功案例，指导家属给予患者积极的支持，帮助其树立信心，保持情绪稳定，预防产后抑郁发生

113

续表5-1

评估维度	评估内容	评估情况	护理措施
生理功能	循环功能、消化功能、肝肾功能、生殖系统等	1. 循环功能：心力衰竭； 2. 肝肾功能：未见明显异常； 3. 凝血功能：D-二聚体增高； 4. 生殖系统：双胎妊娠，剖宫产术后，乳房少量乳汁分泌，宫缩好，阴道流血少	解释各项检查及治疗的意义，取得患者及其家属的积极配合
ICF 自理能力	自理能力评估	BADL 评分 50 分	卧床期间须协助患者大小便、饮食、活动等
并发症风险	1. 感染； 2. 双下肢深静脉血栓	1. 评估患者的生命体征、血象结果和尿常规结果，询问患者有无发热、乏力、干咳、呼吸困难、恶心呕吐等症状，查看恶露是否正常； 2. 双下肢评估：患者的用药和凝血功能情况，双下肢是否有麻木、肿胀、疼痛、静脉曲张、皮温和皮肤色泽改变，足背动脉搏动，水肿程度，直腿伸踝试验，腓肠肌压迫试验，有无心慌、胸闷、气喘、胸痛、咳嗽、咯血、发绀等肺栓塞（pulmonary embolism）症状	1. 翻身拍背，协助排痰，各项治疗操作严格无菌操作，保持外阴部清洁； 2. 遵医嘱使用低分子肝素预防血栓，肢体气压治疗，根据患者病情循序渐进指导活动

三、护理问题分析

引起该患者呼吸困难的原因可能有哪些？当班护士应如何正确应对？请结合主诉、病史、体征及辅助检查进行评判性思考及判断。

妊娠期发生呼吸困难的可能原因思维导图

四、个案思维要点

（1）急性左心衰的临床表现及护理要点：临床上以急性肺水肿多见，患者常为突发性呼吸困难，端坐呼吸，伴有窒息感、烦躁不安、大汗淋漓、面色青灰、口唇紫绀，呼吸频率可达 30～50 次/min，频繁咳嗽并咳出大量粉红色泡沫痰。妊娠期 32～34 周、分娩期和产后 3 天，尤其产后 24 h 内是心衰的好发期，护理上控制补液量（<1000 mL/d）和补液速度（<80 mL/h），做好出入量管理，心功能Ⅲ～Ⅳ级（心力衰竭的分类及心功能的分级予分期见下方二维码）的产妇不宜哺乳。

（2）针对心力衰竭的高危因素进行预防：欧洲预防性心脏病学协会认为，预防心力衰竭有经典的可改变的危险因素（高血压、糖尿病、久坐习惯）、内分泌和代谢因素（高血脂、肥胖、甲状腺疾病和其他内分泌紊乱）、有毒因素（酗酒、吸烟、可卡因）、心脏毒性因素（化疗、放疗、病毒感染、风湿性心脏病）、睡

心力衰竭的分类、心功能NYHA分级、分期

眠呼吸暂停、环境和空气污染。自我护理方面应坚持：控制症状和体重，健康的低钠饮食、限制液体摄入，促进健康的生活方式（适度的体育活动、戒烟），自身社会心理障碍的调节。

五、参考文献

［1］中华医学会妇产科学分会产科学组.妊娠合并心脏病的诊治专家共识（2016）［J］.中华妇产科杂志，2016，51（6）：401-409.

［2］林建华.妊娠合并心衰的产科管理［J］.中华产科急救电子杂志，2017，6（2）：65-69.

［3］中华医学会心血管病学分会心力衰竭学组，中国医师协会心力衰竭专业委员会，中华心血管病杂志编辑委员会.中国心力衰竭诊断和治疗指南 2018［J］.中华心力衰竭和心肌病杂志，2018，2（4）：196-225.

［4］Piepoli M F, Adamo M, Barison A. Preventing heart failure：a position paper of the Heart Failure Association in collaboration with the European Association of Preventive Cardiology

［J］. Eur J Heart Fail，2022，24(1)：143-168.

［5］ Ladwig K H，Baghai T C，Doyle F，et al. Mental health-related risk factors and interventions in patients with heart failure：a position paper endorsed by the European Association of Preventive Cardiology（EAPC）［J］. Eur J Prev Cardiol，2022，29(7)：1124-1141.

第二节 一例妊娠合并肺栓塞患者的个案护理

肺血栓栓塞症(pulmonary thromboembolism, PTE)是来自静脉系统或右心的血栓阻塞肺动脉或其分支所导致的以肺循环和呼吸功能障碍为主要临床和病理生理特征的疾病。引起 PTE 的血栓主要来源于深静脉血栓形成(deep venous thrombosis, DVT)。DVT 与 PTE 实质上为一种疾病在不同部位、不同阶段的表现,两者合称为静脉血栓栓塞症(vnous thromboembolis, VTE)。妊娠期间血栓栓塞事件发生率为 0.5/1000~2.0/1000,其中 80% 为 VTE。VTE 导致的孕产妇死亡事件中,约 80% 为 DVT,约 20% 为 PTE。VTE 发生的三个基本因素为血管内皮细胞损伤、血液的高凝状态和血流缓慢。

PTE 临床表现多种多样,均缺乏特异性,容易被忽视或误诊。其严重程度亦有很大差别,从轻者无症状到重者出现血流动力学不稳定,甚至会导致猝死。在 PTE 的诊断识别过程中,要注意是否存在 DVT,特别是下肢 DVT。急性PTE 的临床表现有呼吸困难、气促、胸痛、晕厥、烦躁不安、咳嗽等;体征有呼吸急促、哮鸣音、发绀、低热、心动过速、血压下降或休克等。对于有高危因素的以上症状、体征的患者,医护人员应警惕肺栓塞发生,及时发现病情变化,尽早成立多学科肺栓塞救治团队,使患者得到最佳治疗。

一、案例介绍

【病史】

主诉:30 岁,因"停经 30^{+3} 周,反复胸闷、气促 3 个月,加重 1 天",由车床转诊入院。

现病史:平素月经规律,末次月经不详,本次妊娠为自然受孕,孕期未产检。孕 16$^+$周曾因胸闷、伴气促、心悸就诊于外院,经治疗后无明显好转。后因胸闷、气促发作间隔时间缩短,由 5~6 d 转为 3~4 d 发作 1 次,持续 2~3 min,2 周前无诱因突发晕厥,伴意识丧失,无抽搐、牙关紧闭、口吐白沫等, 2~

3 min 后意识逐渐恢复，外院头颅 MRI 平扫未见明显异常。5 天前自觉双下肢隐痛，无肿胀、活动障碍等，现因下肢隐痛加重伴双下肢水肿，外院双下肢彩超提示左股静脉血栓形成，左侧大隐静脉部分血栓形成，经治疗后（治疗方案不详）好转出院。出院当晚再次出现胸痛、胸闷、气促、呼吸困难，伴全身乏力，遂转至我院进一步治疗。睡眠饮食欠佳，大小便正常，孕前体重 53 kg，BMI（孕前）20.4 kg/m²，现体重 55 kg。

既往史：否认高血压、糖尿病、心脏病等。

孕产史：孕 7 产 4，育 2 子 2 女，体健，均为足月顺产。2021 年 8 月、11 月因计划外妊娠行药物流产。

【体格检查】

生命体征：体温 36.5℃；脉搏 97 次/min；呼吸 20 次/min；血压 96/61 mmHg。

产科情况：宫高 28 cm，腹围 88 cm，LOA，未衔接。胎心音 132 次/min，未扪及明显宫缩。

下肢情况：双下肢隐痛伴水肿，皮温正常，足背动脉搏动正常。

心肺情况：无胸闷、气促、呼吸困难、鼻煽、咳嗽、咳痰。

【辅助检查】

检验结果：患者入院后凝血指标及血红蛋白的变化情况，见图 5-5。

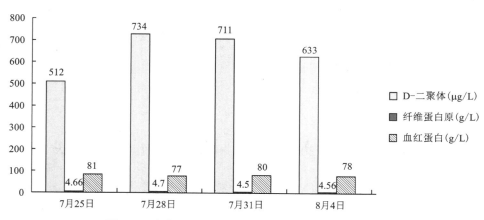

图 5-5　患者入院后凝血指标及血红蛋白的变化情况

超声检查：7月8日，双下肢静脉超声提示多条血管血栓形成。

产科B超：宫内妊娠，单活胎；头先露，胎重1555 g，胎盘位于子宫前壁；羊水最大区4.1 cm，羊水指数13.1 cm。

CTA检查：双肺肺动脉栓塞。

【诊疗经过】

患者入院后予完善各项检查，严密进行母胎监护、吸氧等积极对症处理。经过多学科团队讨论后，在严密母胎监护下继续妊娠，予积极抗凝治疗。1周后患者症状缓解予出院。出院后定期高危门诊随访，于孕34^{+2}周入院分娩，术前行下腔静脉滤器置入术，术前12 h至术后6 h停用抗凝剂。术后转血管外科进一步治疗(图5-6)。

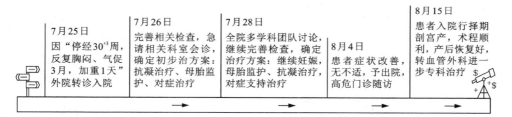

7月25日
因"停经30^{+3}周，反复胸闷、气促3月，加重1天"外院转诊入院

7月26日
完善相关检查，急请相关科室会诊，确定初步治疗方案：抗凝治疗、母胎监护、对症治疗

7月28日
全院多学科团队讨论，继续完善检查，确定治疗方案：继续妊娠、母胎监护、抗凝治疗、对症支持治疗

8月4日
患者症状改善，无不适，予出院，高危门诊随访

8月15日
患者入院行择期剖宫产，术程顺利，产后恢复好，转血管外科进一步专科治疗

图5-6　患者住院期间的诊疗经过

【出院诊断】

(1)肺栓塞；

(2)左下肢静脉血栓形成；

(3)妊娠合并抗磷脂抗体综合征；

(4)孕7产4孕32^{+5}周单活胎。

二、护理评估及措施

根据疾病/病症、健康状况、生理功能、ICF自理能力及并发症风险五大维度进行高级护理健康评估。开通静脉通道，密切观察患者生命体征及持续胎心监护，警惕各种严重并发症的发生，详细护理评估及措施见表5-2。

表 5-2　患者住院期间高级护理健康评估情况及其护理措施

评估维度	评估内容	评估情况	护理措施
疾病/病症	反复胸闷、气促	1. 病史: 5 天前曾因"左股静脉血栓形成"入院溶栓治疗,好转后出院; 2. 体征: 孕期反复出现胸闷、气促、呼吸困难症状,进行性加重; 3. 辅助检查: 心脏彩超无异常; CTA 结果提示双肺肺动脉栓塞	1. 密切观察患者意识、生命体征、出入量及胎心、胎动情况; 2. 注意患者自觉症状,有无胸闷、心悸、呼吸困难、血氧饱和度下降等; 3. 请相关科室急会诊,完善各种检查、检验; 4. 予低分子肝素皮下注射,注意药物疗效及出血、凝血情况
健康状况(入院时)	1. 母体: 生命体征、睡眠、活动、排泄、食欲、营养代谢等; 2. 胎儿: 孕 7 产 4 孕 30^{+3} 周单活胎; 3. 心理: 情绪与社会支持方面	1. BMI(孕前)20.4 kg/m^2,孕期增重 2 kg,饮食规律,血糖控制欠佳; 2. 睡眠好,大小便正常; 3. 胎心胎动正常,无宫缩、无阴道出血; 4. 反复诉说担心胎儿安全,担心自身疾病会危及生命	1. 安慰患者,倾听产妇诉说内心的感受; 2. 丈夫陪护,缓解焦虑; 3. 介绍成功案例,增强战胜疾病的信心; 4. 加强医患沟通,充分告知,充分知情同意
生理功能	循环功能、呼吸功能、消化功能、肝肾功能等	1. 循环功能: 生命体征平稳,伴胸闷、气促症状; 2. 消化泌尿超声无特殊; 3. 血常规及肝功能检查无特殊,D-二聚体及纤维蛋白原升高	1. 解释各项检查及治疗的意义,取得患者及家属的积极配合; 2. 严密监测胸闷、心悸、气促、呼吸困难等症状变化情况
ICF 自理能力	自理能力评估	BADL 评分 60 分	卧床期间须协助患者大小便、饮食、活动等
并发症风险	1. 休克或低血压; 2. 右心功能不全; 3. 呼吸功能不全; 4. 出血	1. 血压、心率无明显变化,间断有胸闷、心悸; 2. 双下肢有轻度水肿,伴肿胀; 3. 评估患者皮肤、黏膜、牙龈等出血倾向,凝血常规未提示有出血倾向	1. 开通静脉通道,持续心电监护; 2. 观察患者自觉症状,关注各种检查结果; 3. 严密观察患者皮肤、黏膜有无出血点,有无牙龈出血等,关注凝血功能

三、护理问题分析

该患者出现胸闷、气促的原因可能有哪些？当班护士应如何正确应对？结合主诉、病史、体征及辅助检查进行评判性思考及判断。

妊娠期发生胸闷气促
的可能原因思维导图

四、个案思维要点

　　(1)警惕孕产妇栓塞性疾病的发生：PTE是一种易误诊、漏诊，高致死率的疾病，其发病隐匿、症状无特异性，常常被忽视。因此患者出现胸闷、心悸、胸痛、呼吸困难等相关症状时应提高警惕。

　　(2)肺栓塞的临床表现及早期识别：急性PTE的临床表现有呼吸困难、气促、胸痛、晕厥、烦躁不安、咳嗽等；体征有呼吸急促、哮鸣音、发绀、低热、心动过速、血压下降或休克等。对于有高危因素的以上症状、体征的患者，医护人员应警惕肺栓塞发生，及时发现病情变化，尽早成立多学科肺栓塞救治团队，使患者得到最佳治疗和护理。

五、参考文献

［1］葛均波，徐永建，王辰.内科学［M］.9版.北京：人民卫生出版社，2018.

［2］Greer I, Thomson A J. Thromboembolic Disease in Pregnancy and the Puerperium：Acute Management (Green-top Guideline No. 37b)［J］. Royal College of Obstetricians and Gynaecologists，2015：1-32.

［3］中华医学会呼吸病学分会肺栓塞与肺血管病学组，中国医师协会呼吸医师分会肺栓塞与肺血管病工作委员会，全国肺栓塞与肺血管病防治协作组.肺血栓栓塞症诊治与预防指南［J］.中华医学杂志，2018，98(14)：28.

［4］国家"十五"攻关"肺栓塞规范化诊治方法的研究"课题组.急性肺血栓栓塞症患者516例临床表现分析［J］.中华医学杂志，2006，86(31)：2161-2165.

［5］林淑香.1例肾移植术后合并肺栓塞患者的个案护理［J］.当代护士(中旬刊)，2021，28

（8）：179-180.

［6］黄晓晖，庄丽珍，杨小燕，等.护理风险管理在急性肺栓塞患者介入治疗中的应用［J］.黔南民族医专学报，2021，34（2）：129-131.

［7］李燕，莫伟，葛静萍.抗凝剂皮下注射护理规范专家共识［J］.介入放射学杂志，2019，28（8）：709-716.

［8］李成成，张素兰，张萱，等.肺癌术后 10 h 合并高危肺栓塞患者的临床护理［J］.齐鲁护理杂志，2022，28（20）：156-157.

［9］柳志红.2019 欧洲心脏病学会《急性肺栓塞诊断和治疗指南》解读［J］.中国循环杂志，2019，34（12）：1155-1157.

第三节　一例剖宫产术后 DIC 致血红蛋白下降患者的个案护理

弥散性血管内凝血（disseminated intravas coagulation，DIC）是发生在多种疾病基础之上的临床病理综合征。一方面，血液内凝血机制被弥散性激活，血管内广泛纤维蛋白沉着，导致组织和器官损伤；另一方面，凝血因子大量消耗引起全身性出血倾向。妊娠期女性在生理性高凝状态基础之上，如并发胎盘早剥、羊水栓塞、感染、产后失血性休克等严重情况，极易诱发 DIC，而且往往起病急、变化快，易发生严重休克，多器官功能衰竭，严重影响母婴的生存和健康。早期准确识别 DIC 是成功治疗的先决条件，但目前临床上缺乏单一的高灵敏度和高特异度的指标，诊断标准基于基础疾病、临床表现和实验室检验三部分，需要结合多种评分系统进行综合评估。

一、案例介绍

【病史】

主诉：32 岁，因"停经 38^{+1} 周，剖宫产术后血红蛋白进行性下降 2 天"由外院车床转入。

现病史：平素月经规律，定期规律产检。孕 16 周产检发现血小板减少伴轻度贫血。孕 38^{+1} 周在外院产房放置 Cook 球囊后因宫缩弱，产程进展缓慢，患者及家属强烈要求而行剖宫产。术前输同型手工浓缩血小板 12 U 后择期行剖宫产，术中出血 400 mL。术后 2 h 阴道流血 270 mL，切口渗血 100 mL，产后 24 h 出血量 759 mL。术后 2 d 复查血红蛋白进行性下降，经输血治疗无效转入我院。

既往史：慢性胃炎 2 年。2019 年行微创左侧乳腺纤维瘤切除术，无药物食物过敏史，无肝炎病史。

孕产史：孕 1 产 0，此次为自然怀孕，无不良孕产史。

【体格检查】

生命体征：体温 36.5℃；脉搏 120 次/min；呼吸 20 次/min；血压 101/65 mmHg。

查体：面色及双眼睑苍白，腹部稍膨隆，伴有轻微腹胀。切口渗血约 100 mL，切缘对合良好，切口周围皮肤青紫，自诉切口疼痛，疼痛评分 4 分。肛门未排气。

产科情况：宫底脐上三指(U+3)，宫缩欠佳，阴道流血约 1 mL，色暗红，阴道检查未见血凝块，留置尿管引流出淡黄色澄清尿液。

【辅助检查】

血常规检查(8 月 17—25 日)：白细胞$(8.32 \sim 12.21) \times 10^9/L[(3.5 \sim 9.5) \times 10^9/L]$，血红蛋白 $59.00 \sim 99.00$ g/L($115 \sim 150$ g/L)，血小板$(21 \sim 64) \times 10^9/L$ $[(100 \sim 300) \times 10^9/L]$。

凝血常规检查(8 月 17—25 日)：PT 15.2 s(8.8～13.8 s)，APTT 34.8 s (28～42 s)，D-二聚体 690 ng/mL(0～500 ng/mL)，纤维蛋白原 0.86 g/L(2.0～4.0 g/L)。

生化检查(8 月 17—25 日)：总胆红素 42.4 μmol/L(0～26.0 μmol/L)，直接胆红素 12.53 μmol/L(0～8.0 μmol/L)，乳酸脱氢酶 331.9～459.5 U/L(120～250 U/L)；ALT 14.0 U/L(7～40 U/L)，AST 11.1 U/L(13～35 U/L)。

超声检查：19 日右下腹壁血肿伴筋膜炎(28 mL)；20 日腹壁血肿吸收明显；21 日腹壁血肿消失。

CT 检查：19 日宫腔积血，盆腔小血肿，腹腔、盆腔积液。

【诊疗经过】

入院后请重症医学科、输血科及血液科等多学科会诊，予完善及动态评估各项检查(表 5-3、图 5-7)，经输血、输液、纠正贫血等对症处理后好转出院。诊疗经过见图 5-8。

表 5-3　患者住院期间实验室检查结果变化情况

日期	血红蛋白 /(g·L⁻¹)	血小板 /(×10⁹·L⁻¹)	总胆红素 /(μmol·L⁻¹)	直胆红素 /(μmol·L⁻¹)	乳酸脱氢酶 /(U·L⁻¹)	纤维蛋白原 /(g·L⁻¹)	PT /s	APTT /s	D-二聚体 /(μg·L⁻¹)	降解产物 /(μg·mL⁻¹)
8月17日	99	64								
8月18日	91↓	52↓	42.4↑	12.53↑	459.5↑	3.61	15.2↑	34.8↑	69000↑	/
8月19日	59↓	21↓	20.6	6.98	365.9↑	0.86↓	12.2	27.2	53424↑	327.1↑
8月20日	62↓	53↓	22.3	8.21	331.9↑	3.92	11.1	27.3	5127↑	41.82
8月21日	79↓	57↓	/	/	/	2.73	10.9	27	3344↑	28.37
8月22日	78↓	53↓	/	/	/	2.95	10.8	27.8	5357↑	32.79
8月23日	76↓	45↓			244.6	2.29	11.5	28	7074↑	51.07
8月24日	81↓	43↓				2.32	11.6	34.1	8282↑	77.78
8月25日	90↓	50↓				2.46	10.5	29.4	14257↑	114.32

注：8月19—20日镜下可见血小板减少及少量破碎红细胞。

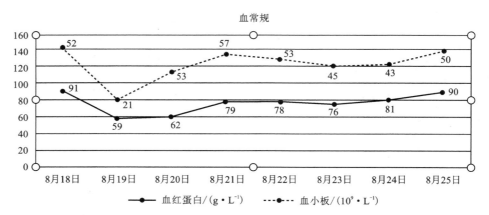

图 5-7　患者住院期间血红蛋白和血小板变化情况

8月18日	8月19日	8月20日	8月21日
外院情况：一般情况好，无出血倾向，球囊放置后产程进展缓慢；当日行剖宫产，术前输浓缩血小板12 U	外院转入：术中出血400 mL、术后2 h伤口渗血100 mL，切口周围皮肤青紫，阴道出血270 mL。阴道检查未见活动性出血，面色及双眼睑苍白，危急值报纤维蛋白原0.86 g/L，PT、APTT、D-二聚体明显异常，呼吸120次/min，血压、呼吸血氧正常，分别予输注纤维蛋白原20 g，新鲜冰冻血浆400 mL，停用头孢哌（可能影响凝血功能）	术后第一天（12 h），阴道出血不多，抽血结果回报血红蛋白、血小板明显下降，分别予悬浮红细胞4 U，血小板1 U输注；复查血常规及DIC组合结果异常，予抽血寻找破碎红细胞	复查血常规：血红蛋白上升不明显，予输注洗涤红细胞2 U后复查血红蛋白明显上升

图 5-8　患者住院期间的诊疗经过

【出院诊断】

（1）产后弥散性血管内凝血（DIC）；

（2）妊娠合并重度贫血；

（3）血小板减少性紫癜；

（4）孕 1 产 1 孕 38 周单活胎剖宫产；

（5）腹壁血肿。

二、护理评估及措施

根据疾病/病症、健康状况、生理功能、ICF 自理能力及并发症风险五大维度进行高级护理健康评估，积极配合医生完善各项检查及输血输液等对症治疗。详细护理评估及措施见表 5-4。

表 5-4　患者住院期间高级护理健康评估情况及其护理措施

评估维度	评估内容	评估情况	护理措施
疾病/病症	1. 剖宫产术后切口渗血； 2. 血红蛋白进行性下降； 3. 重度贫血； 4. 血小板减少； 5. 纤维蛋白原下降	1. 病史：术中出血 400 mL，术后 2 h 阴道出血 270 mL，切口渗血 100 mL，产后 24 h 出血量 759 mL； 2. 体征：重度贫血貌，眼睑及甲床苍白，切口皮肤青紫，宫缩欠佳，宫底 U+3，阴检未见活动性出血； 3. 辅助检查：术后血红蛋白及血小板进行性下降，纤维蛋白原 0.86 g/L，超声示右下腹壁血肿伴筋膜炎（28 mL），CT 结果示宫腔积血，盆腔小血肿，腹腔、盆腔积液	1. 迅速开通静脉通道，持续心电监护及 CVP、尿量监测； 2. 立即做好配血，优先快速输注纤维蛋白原、新鲜血浆等处理； 3. 密切观察患者意识、伤口、宫缩、腹胀、阴道出血量变化； 4. 请重症医学科、血液科会诊，完善检查
健康状况	1. 母体：生命体征、睡眠、活动、排泄、食欲、营养代谢等； 2. 心理：情绪与社会支持方面	1. 重度贫血貌，眼睑及甲床苍白； 2. 血压正常，心率 120 次/min； 3. 禁食（不排除剖腹探查的可能）； 4. 明显焦虑情绪，反复诉说担心病情及新生儿照顾	1. 因反复输血治疗，遵医嘱使用洗涤红细胞，预防输血反应； 2. 倾听产妇诉说内心的感受，与家属沟通新生儿的护理
生理功能	循环功能、消化功能、肝肾功能、血液系统、生殖系统等	1. 循环功能：面色苍白，脉搏细数；床边心电图示 I 度房室传导阻滞； 2. 血液系统：血红蛋白及血小板进行性下降；纤维蛋白原 0.86 g/L（危急值），DIC 评分 7 分； 3. 生殖系统：宫缩欠佳，宫底 U+3，阴检未见活动性出血	1. 注意监测 CVP、心率、尿量等容量反应性治疗，调整输液速度，警惕心衰； 2. 调整抗生素用药，避免药物对血小板破坏性及凝血功能； 3. 完善超声及检验等检查，查找血红蛋白及血小板下降原因

续表5-4

评估维度	评估内容	评估情况	护理措施
ICF自理能力	1. 躯体活动和移动 2. 自理能力	1. 双下肢活动受限(硬膜外麻醉);双上肢活动自如; 2. 不能自主翻身; 3. 不能独立行走; 4. Barthel指数为30分	1. 卧床期间协助患者如厕、饮食、活动等; 2. 离床活动时在医护人员/家属的陪伴下循序渐进地进行,预防跌倒发生
并发症风险	1. 微血管溶血性贫血; 2. 凝血功能障碍:DIC; 3. 失血性休克	1. 红细胞破坏增多:总胆红素、直胆红素及乳酸脱氢酶等明显升高,镜下可见少量破碎红细胞; 2. 凝血功能急剧下降:PT及APTT延长,DD及FDP升高; 3. 腹腔血肿进行性增大:超声示右下腹壁血肿伴筋膜炎(28 mL),CT结果示宫腔积血,血红蛋白及血小板进行性下降	1. 密切观察患者意识、面色、结膜、黄疸及大小便颜色,警惕自发性出血; 2. 动态观察血红蛋白、血小板、凝血酶原等变化; 3. 持续心电监护,开通静脉通道,做好术前准备

三、护理问题分析

(1)思考:该患者血红蛋白回报结果与实际患者出血量不符？患者输注红细胞及血小板后为什么复查血小板及血红蛋白仍进行性下降？血红蛋白下降的原因又是什么呢？

(2)判断:针对以上原因分析考虑患者发生DIC,那么患者属于DIC分期及分型哪个阶段呢？结合主诉、病史、体征及辅助检查进行评判性思考及判断。

剖宫产术后血红蛋白下降
的可能原因思维导图

DIC分期及分型
的判断思维导图

四、个案思维要点

1. 术中出血过多或多部位出血易导致 DIC 的发生：凝血因子和血小板大量消耗后正常凝血功能破坏，进而导致广泛出血，极易发生急性 DIC。血小板减少的患者会出现皮肤瘀斑，穿刺及手术部位或注射部位皮肤渗血；也可表现血液不凝固，严重者出现血栓栓塞、休克，最后达到脏器功能受损。

2. 应综合多项实验室检查指标及临床症状进行 DIC 的诊断：临床上尚无单一特异性诊断指标，ISTH 的 DIC 诊断评分系统是 DIC 的重要辅助诊断量表之一，其灵敏度为 90.5%，特异度为 100.0%。

3. 国际血栓和止血协会（International Society for Thrombosis and Haemostasis，ISTH）的 DIC 诊断评分系统：

◆ 风险评估：患者是否患有与明显 DIC 相关的基础疾病

（若有：继续；若无：不使用本打分系统。）

◆ 全面凝血试验：PT、PLT、纤维蛋白原、D-二聚体或 FDP

◆ 检测结果得分

(1) 血小板：$>100 \times 10^9/L$，得分为 0；$<100 \times 10^9/L$，得分为 1；$<50 \times 10^9/L$，得分为 2。

(2) D-二聚体/FDP：无增加，得分为 0；中度增加，得分为 2；明显增加，得分为 3。

(3) PT 延长：<3 s，得分为 0；3~6 s，得分为 1；>6 s，得分为 2。

(4) 纤维蛋白原：>1 g/L，得分为 0；<1 g/L，得分为 1。

◆ 计算得分

(1) 5 分为显性 DIC，每天重复评分。

(2) <5 分提示非特异性 DIC：1~2 天后重复评分。

五、参考文献

［1］胡豫，梅恒.弥散性血管内凝血诊断中国专家共识（2017 年版）［J］.中华血液学杂志，2017，38（5）：361−363.

［2］赵茵.产科弥散性血管内凝血［J］.临床血液学杂志，2018，31（1）：10−13.

［3］隋峰，姚文鹏，耿墨钊，等.妊娠期弥散性血管内凝血的临床诊疗进展［J］.医学综述，2022，28（2）：313−320.

［4］曹江涛，郑雅茹，赵世峰.国际血栓与止血协会标准评分与日本卫生福利部标准评分对危重症患者弥漫性血管内凝血的诊断价值比较［J］.实用心脑肺血管病杂志，2018，26（9）：75−78.

［5］朱愿超，梁良，沈姞，等.头孢哌酮钠舒巴坦钠致凝血功能异常的临床特征和相关因素分析［J］.中国药学杂志，2022，57（9）：741−746.

［6］崔婵娟，张捷，乔蕊.破碎红细胞检测研究进展［J］.现代检验医学杂志，2016（2）：4.

［7］陈敦金，孙雯.产科急救新进展［J］.中国实用妇科与产科杂志，2017，33（1）：40−44.

［8］王文，何杨.血栓性血小板减少性紫癜治疗的研究进展［J］.中国实验血液学杂志，2022，30（1）：314−318.

第四节　一例妊娠合并高脂血症患者并发酮症酸中毒的个案护理

随着生育政策的变迁，我国高龄产妇数量呈爆发性增长。与此同时，我国妊娠期糖尿病（gestational diabetes mellitus，GDM）患病率也在不断上升。在妊娠生理状况下会明显影响血糖、血酮、血脂及脂蛋白代谢，导致妊娠晚期有高脂血症倾向。高脂血症和酮症酸中毒是糖尿病患者的常见合并症。孕期应给予饮食、运动及药物进行降脂治疗，病情严重者甚至需要进行低密度脂蛋白的血浆置换。发生酮症酸中毒时，失水使血黏稠度增高，加之缺氧和酸中毒，心脑血管事件发生率增加；抢救中大量补液又使心脏前负荷骤然加重，易于诱发心衰。应根据孕妇的情况进行个体营养管理，使其血糖和血脂水平得到合理控制。妊娠中晚期积极完善血脂检查有利于及时发现血脂代谢异常，为减少孕产妇代谢紊乱所致的健康影响和经济负担提供临床策略。

一、案例介绍

【病史】

主诉：29 岁，因"停经 29^{+1} 周，多饮、多尿 1 月余，头晕、乏力、咳嗽 2 天"，由急诊转入。

现病史：平素月经规律，不规律产检。自诉 1 个多月前（孕 25 周）无明显诱因出现多饮、多尿，每日进水量约 3500 mL；白天小便 2~3 次，夜间小便 4~5 次，每次尿量 200~300 mL，尿呈黄色泡沫状，无多食，无头晕、眼花等不适。半个月前（孕 27 周）无明显诱因出现下腹胀，2 天前无明显诱因出现头晕、乏力，伴咳嗽，无咳痰，无鼻塞流涕，无腹痛腹胀，无阴道流血流液等不适。孕前体重 65 kg，BMI（孕前）27.78 kg/m²，现体重 72 kg，孕期体重共增加 7 kg。

既往史：2019 年确诊妊娠期糖尿病，未使用过胰岛素，自诉孕早期复查血糖正常；否认"高血压、糖尿病、肾病、心脏病"，否认"结核、肝炎"等传染病史。

孕产史：孕 2 产 1。2019 年因"妊娠期糖尿病，胎膜早破"在外院行子宫下段剖宫产术。

家族史：其母亲患糖尿病 10 余年，须服用药物控制血糖。

【体格检查】

生命体征：体温 36.6℃；脉搏 127 次/min；呼吸 22 次/min；血压 100/80 mmHg。

产科情况：宫高 34 cm，腹围 108 cm，先露头。胎方位 LOA，未衔接。胎心音 150 次/min，胎心规则，律齐。宫体无压痛。估计胎儿体重 1606 g。

阴道检查：骶岬未触及，骶骨中弧，坐骨棘Ⅰ度凸，坐骨切迹可容三横指，骶尾关节活动度好，尾骨不翘。胎膜存。宫颈居中，宫口未开，先露 S-4，宫颈 Bishop 评分 2 分。

【辅助检查】

糖代谢检查：酮体 2.6 mmol/L（0～0.3 mmol/L）；尿酮体（+++）；血糖 12 mmol/L（3.9～6.1 mmol/L）；糖化血红蛋白 10.7%（4.0%～6.0%）。

血脂检查：总胆固醇（TC）14.49 mmol/L（0～5.18 mmol/L）；甘油三酯（TG）39.97 mmol/L（0～1.7 mmol/L）；高密度脂蛋白（HDL-C）：1.96 mmol/L（1.03～1.55 mmol/L）；低密度脂蛋（LDL-C）：1.36 mmol/L（0～3.37 mmol/L）。

淀粉酶检查：血淀粉酶 57 U/L（35～135 U/L），尿淀粉酶 193 U/L（0～1200 U/L）。

肝肾功能检查：ALT 12.8 U/L（7～40 U/L）；肌酐 35 μmol/L（41～73 μmol/L）。

肝胆超声检查：肝稍大，考虑轻度脂肪肝；胆囊不大，内未见结石；胰、脾大小图像未见异常。

心电图检查：窦性心动过速（129 次/min），膈面 T 波轻度改变。

胎儿彩超检查：胎儿结构未见明显异常，羊水过多；彩色血流未见异常。

【诊疗经过】

入院后立即完善各项检查，见乳糜血（图 5-9）、泡沫尿（图 5-10），血糖及血酮异常升高。立即予降糖对症处理后急诊行剖宫产术，术后继续降糖、降脂及抗凝等对症处理后好转出院。详细诊疗经过见图 5-11。

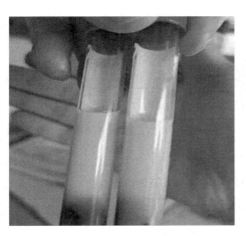

图 5-9　乳糜血

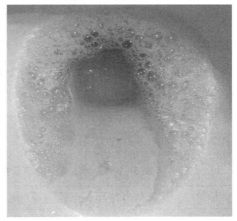

图 5-10　泡沫尿

8月30日

患者因停经 29^{+1} 周，多饮多尿1月余，头晕乏力咳嗽2天门诊入院。转入时患者感头晕、乏力、胸闷、气促，轻度昏迷；血糖12 mmol/L，血酮2.6 mmol/L。立即与完善检查，B超提示轻度脂肪肝，予降糖及消酮、血液滤过、血浆置换后精神状态好，头晕、乏力症状缓解，入科胎监为反应型

8月30日至9月7日

持续使用胰岛素泵，血糖波动在9.9~18.2 mmol/L，血酮0 mmol/L，予控糖治疗。胎心胎动正常，患者9月7日送手术室行剖宫产术

9月8日至9月15日

予抗凝、降脂、抗感染、促宫缩、雾化、伤口护理等对症治疗。予9月15日出院

图 5-11　患者住院期间的诊疗经过

【出院诊断】

(1)妊娠合并高脂血症；

(2)糖尿病性酮症酸中毒；

(3)妊娠合并糖尿病；

(4)瘢痕子宫；

(5)羊水过多；

(6)早产；

(7)不完全臀(足先露)；

(8)孕2产2孕30^{+2}周剖宫产单活婴。

乳糜血、泡沫尿
高清彩图

二、护理评估及措施

根据疾病/病症、健康状况、生理功能、ICF自理能力及并发症风险五大维度进行高级护理健康评估，当班护士立即开通静脉通道，密切观察患者生命体征及持续胎儿监护；配合医生进行降糖、消酮对症处理，做好术前准备急诊送手术。详细护理评估及措施见表5-5。

表5-5　患者住院期间高级护理健康评估情况及其护理措施

评估维度	评估内容	评估情况	护理措施
疾病/病症	头晕、乏力、多饮、多尿、血糖、血酮升高、乳糜血	1. 病史：妊娠期糖尿病病史及家族史，多饮、多尿； 2. 体征：乳糜血、泡沫尿； 3. 辅助检查：血糖12 mmol/L、血酮2.6 mmol/L，总胆固醇及甘油三酯等增高，肝功能结果正常	1. 予胰岛素泵降糖及输液消酮对症处理； 2. 予床边血液滤过血浆置换迅速降脂处理； 3. 观察血糖、血酮变化
健康状况	1. 母体：生命体征、神志、睡眠、排泄、活动、食欲、营养代谢等； 2. 心理：情绪与社会支持方面	1. 体温：36.6℃，脉搏127次/min，呼吸22次/min； 2. 头晕乏力，睡眠可，夜尿多，黄色泡沫尿； 3. BMI(孕前)27.78 kg/m²，喜食畜肉及油炸高糖食物； 4. 焦虑，担心胎儿预后，社会支持良好	1. 监测患者生命体征； 2. 指导活动时注意防跌倒，离床时家属陪伴； 3. 指导患者进食清淡少油饮食及适当运动； 4. 指导自数胎动方法，安慰患者，倾听内心感受
生理功能	心脏泵血、循环功能，呼吸功能，肾、肝功能，消化功能，电解质、酸碱、体液平衡	1. 呼吸心率增快：心率108~138次/min，呼吸22~38次/min，伴有咳嗽； 2. 肝功能异常：ALT 12.8 U/L，肌酐35 μmol/L，B超提示轻度脂肪肝； 3. 血尿淀粉酶正常； 4. 糖代谢异常：血糖12 mmol/L，血酮2.6 mmol/L，pH 7.36	1. 观察出入量情况，快速补液时注意评估中心静脉压、尿量变化，以及有无头晕、心悸等不适； 2. 注意患者呼吸有无烂苹果味，有无发热、咳嗽症状； 3. 注意患者有无皮肤巩膜黄染及腹痛、低血糖等不适

续表5-5

评估维度	评估内容	评估情况	护理措施
ICF 自理能力	自理能力评估	BADL 评分 45 分	1. 卧床期间须协助大小便、饮食、活动等； 2. 指导床上抗阻运动，经病情评估可以离床活动时在家属陪伴下循序渐进指导活动
并发症风险	1. 急性脂肪肝； 2. 酮症酸中毒； 3. 心衰； 4. 早产； 5. 新生儿低血糖	1. 乳糜血：血酮 2.6 mmol/L； 2. B 超轻度脂肪肝； 3. 心率 108～138 次/min，胸闷、气促； 4. 孕 29 周，胎监为反应型； 5. 新生儿出生 Apgar 评分：4-6-7 分	1. 遵医嘱予消酮、降糖及降脂处理； 2. 予清淡饮食，动态检查肝功能情况，注意严密观察患者有无腹痛等症状； 3. 警惕发生栓塞性疾病，遵医嘱予抗凝治疗（低分子肝素 Q12 h 皮下注射）； 4. 监测母胎生命体征变化，请新生儿会诊； 5. 分娩后注意观察新生儿有无冒冷汗等低血糖症状，及时喂养保障摄入，并做好保暖及肌肤接触

三、护理问题分析

该患者在妊娠期发生头晕、胸闷伴有乳糜血及泡沫尿的原因可能有哪些？结合主诉、病史、体征及辅助检查进行评判性思考及判断。

妊娠期发生头晕、胸闷的可能原因思维导图

四、个案思维要点

(1)妊娠期血脂代谢异常风险增高：妊娠期糖尿病患者孕期的血脂水平有上升趋势，孕中晚期发生高脂血症风险较高。

(2)妊娠合并高脂血症的高危因素：年龄≥35岁、孕前BMI≥24.9 kg/m²、畜肉摄入过量是GDM孕妇并发高脂血症的危险因素。

(3)妊娠期饮食及运动干预的好处：有助于控制妊娠期糖尿病孕妇的血糖、血脂水平。

(4)快速消酮处理时评估心肺功能：酮症酸中毒处理中补液、利尿、监测中心静脉压及纠正电解质紊乱相互结合是关键，适当加快补液速度实现降酮目的，应视患者的脱水程度、年龄、心肺功能来决定补液的量及速度，可同时应用利尿药，必要时使用强心药。

五、参考文献

[1] 韩晔,张前,任阳,等.妊娠期糖尿病并发高脂血症影响因素及营养管理效果研究[J].华南预防医学,2021,47(4):461-464.

[2] 李甜甜,袁晶.妊娠期血脂改变与妊娠期糖尿病的关系[J].国际妇产科学杂志,2021,48(6):656-660.

[3] 邱英,韩磊,胡翠芳,等.血脂异常对妊娠的影响及临床管理进展[J].实用妇产科杂志,2020,36(11):831-833.

[4] 汪琳,王欣,范裕如,等.妊娠期糖尿病患者血脂变化及对妊娠结局的影响[J].中国计划生育学杂志,2020,28(3):424-427,431.

[5] 徐文婷,李静,贾明旺,等.血浆置换治疗妊娠合并高脂血症急性胰腺炎临床疗效观察[J].现代医学,2020,48(1):1-6.

[6] 徐卫芳.161例糖尿病酮症酸中毒合并心衰补液治疗体会[J].河南医学研究,2018,27(10):1855-1856.

[7] 林秀芳,郑剑珍,孟荣翰.急诊护理干预对糖尿病酮症酸中毒伴急性心力衰竭患者的影响[J].心血管病防治知识,2022,12(4):88-90.

第五节　一例误诊为妊娠剧吐的前庭神经炎患者的个案护理

前庭神经炎(vestibular neuritis，VN)是引起急性眩晕发作的常见原因之一，约占眩晕疾病发病率的3.91%。其病因可能是全身或局部循环障碍和病毒感染等。前庭神经炎是指一侧前庭神经急性损害后出现的，临床表现为急性、持续性眩晕，常伴恶心、呕吐，易向患侧倾倒等症状的一种临床急性前庭综合征。以眩晕或者头晕为临床症状，所包含的病因众多，疾病涉及多个传统学科，对其诊断难以判断。本例患者为经产妇，由于妊娠早期出现头晕及呕吐症状，自认为妊娠早孕反应，未予重视及就诊。临床上应对妊娠期持续存在消化道症状的患者，积极排除原发疾病，以免此类案例被漏诊或误诊，进而延误了治疗的最佳时机。

一、案例介绍

【病史】

主诉：32岁，主诉"停经29^{+6}周，恶心呕吐伴反复头晕、目眩1个多月，加重1天"入院。

现病史：患者平素月经规律，本次妊娠为自然受孕，孕期未规律产检。患者自诉1个多月前无明显诱因下出现头晕，伴有目眩，偶有恶心、呕吐，自诉休息后稍有缓解，未去专科就诊。入院当日感觉症状较前明显加重，自诉旋颈后症状加重，休息后不能缓解；伴有恶心、呕吐，非喷射性，呕吐物为胃内容物，无伴有血丝；入院当日排稀烂便1次，无血便。孕前体重49 kg，BMI(孕前)20.4 kg/m²，现体重54.5 kg，身高155 cm。

既往史：否认高血压、糖尿病、心脏病等病史。

孕产史：孕2产1，育0子1女，2014年孕38^{+}周因"胎儿窘迫"剖宫产一女婴，体健，出生体重2800 g。

【体格检查】

生命体征：体温 36.5℃；脉搏 75 次/min；呼吸 20 次/min；血压 106/63 mmHg。

查体：神志清楚，自主体位，查体配合。双侧肢体感觉、肌力正常对称，指鼻试验正常。

专科检查：宫高 25 cm，腹围 86 cm。先露未定，胎方位未定，未衔接。胎心音 135 次/min，胎心规则。宫体无压痛，未扪及明显宫缩。

阴道检查：宫颈居中，宫颈质硬，宫颈管未消退，宫口未开，先露 S-3，宫颈 Bishop 评分 1 分。

【辅助检查】

血常规检查：白细胞 9.66×10^9/L[$(3.5 \sim 9.5) \times 10^9$/L]，中性粒细胞百分比 76.4%(40%~75%)，血红蛋白 125.00 g/L(115~150 g/L)，血小板 186.00×10^9/L[$(100 \sim 300) \times 10^9$/L]；

生化检查：白蛋白 38.2 g/L(30~50 g/L)，钾 4.27 mmol/L(3.5~5.3 mmol/L)；

酮体(血/尿)：血酮体 1.0 mmol/L(0~0.3 mmol/L)，尿酮体(++)；

孕 24^+ 周 OGTT：空腹 4.02 mmol/L(3.9~6.1 mmol/h)，1 小时血糖 6.14 mmol/L(7.8~9.0 mmol/L)，2 小时血糖 4.02-6.14-6.06 mmol/L(0~7.8 mmol/L)。

产科超声：如孕 29^+ 周，单活胎，胎儿估重 1308 g。羊水最大径线 2.5 cm，羊水指数 5.0 cm，脐血流及大脑中动脉正常范围。

超声检查：肝胆、脾、胰、泌尿超声未见异常。

头颅 MRI+双侧内听道 MRI：头颅 MRI 未见明确异常，鼻中隔稍向左偏，双侧下鼻甲肥厚；右侧小脑前下动脉与右侧面神经、前庭蜗神经关系较密切，双侧内听道 MRI 未见明确占位性病变。

【诊疗经过】

入院后完善各项检查及神经内科及五官科会诊，建议完善相关检查。予行头颅 MRI+双侧内听道 MRI 检查，明确诊断为前庭神经炎。予以氯化钠 100 mL+地塞米松 10 mg 静脉滴注，qd，连续用药 7 天，维生素 B_{12}、维生素 B_1、维生素 B_6 肌肉注射营养神经，并予以护胃、补钾、补钙等对症支持治疗后病情好转出院(图 5-12)。

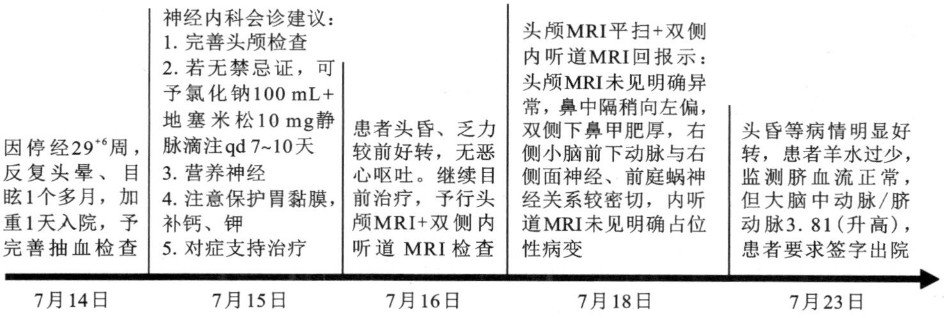

| 因停经29+6周，反复头晕、目眩1个多月，加重1天入院，予完善抽血检查 | 神经内科会诊建议：1. 完善头颅检查2. 若无禁忌证，可予氯化钠100 mL+地塞米松10 mg静脉滴注qd 7~10天3. 营养神经4. 注意保护胃黏膜，补钙、钾5. 对症支持治疗 | 患者头昏、乏力较前好转，无恶心呕吐。继续目前治疗，予行头颅MRI+双侧内听道 MRI 检查 | 头颅MRI平扫+双侧内听道MRI回报示：头颅MRI未见明确异常，鼻中隔稍向左偏，双侧下鼻甲肥厚，右侧小脑前下动脉与右侧面神经、前庭蜗神经关系较密切，内听道MRI未见明确占位性病变 | 头昏等病情明显好转，患者羊水过少，监测脐血流正常，但大脑中动脉/脐动脉3.81(升高)，患者要求签字出院 |
| 7月14日 | 7月15日 | 7月16日 | 7月18日 | 7月23日 |

图 5-12　患者住院期间的诊疗经过

【出院诊断】

（1）妊娠合并前庭神经炎；

（2）孕 2 产 1 孕 29+6 周单活胎；

（3）瘢痕子宫。

二、护理评估及措施

根据疾病/病症、健康状况、生理功能、ICF 自理能力及并发症风险五大维度进行高级护理健康评估，评估头晕呕吐的特点及其严重程度。使用妊娠呕吐定量评分（PUQE）（表 5-6）评估为严重性分级为中度，不伴有电解质紊乱及血糖异常，但血酮轻度升高；使用 Morse 跌倒评估量表评估跌倒风险为 45 分，警惕住院期间跌倒的发生，做好饮食宣教及自数胎动，加强胎儿监护。详细护理评估及措施见表 5-7。

表 5-6　妊娠呕吐（NVP）定量评分（PUQE）

从孕早期开始圈出以下最符合你情况的答案				
1. 平均每天有多长时间感到恶心呕吐？				
从不（1分）	≤1 h（2分）	2~3 h（3分）	4~6 h（4分）	≥6 h（5分）

续表5-6

2. 平均每天呕吐几次？

≥7次 （5分）	5~6次 （4分）	3~4次 （3分）	1~2次 （2分）	从不 （1分）

3. 平均每天干呕几次？

0次 （1分）	1~2次 （2分）	3~4次 （3分）	5~6次 （4分）	≥7次 （5分）

总分：轻度 NVP≤6 分；中度 NVP 7~12 分；重度 NVP≥13 分

表 5-7　患者住院期间高级护理健康评估情况及其护理措施

评估维度	评估内容	评估情况	护理措施
疾病/病症	恶心、呕吐，伴反复头晕、目眩 1 个多月	1. 病史：既往无胃肠道疾病，无不洁饮食； 2. 体征：呕吐物为胃内容物，非喷射性呕吐，伴随有天旋地转感（眩晕症）； 3. 辅助检查：头颅 MRI 未见异常，血红蛋白正常，考虑前庭腺炎	1. 监测生命体征，关注患者的主诉； 2. 入院后配合医生完善各项检查及神经内科及五官科会诊； 3. 遵医嘱使用地塞米松治疗及营养神经药物
健康状况	1. 母体：生命体征、睡眠、活动、排泄、食欲、营养代谢等； 2. 胎儿：孕 2 产 1 孕 29^{+6} 周单活胎； 3. 心理：情绪与社会支持方面	1. 生命体征正常：无发热，无腹痛等不适； 2. 消化道反应：妊娠呕吐定量评分 8 分（中度）； 3. 胎心音及胎动正常，复查 B 超符合孕周大小； 4. 入院时酮体 1 mmol/L； 5. 精神差，因呕吐频繁不愿进食	1. 遵医嘱护胃及营养支持治疗，并评价离子指标； 2. 宣教酮症对胎儿的影响，加强胎儿监护； 3. 鼓励患者进食清淡易消化食物，指导多食用富含 B 族维生素的食物及新鲜当季蔬菜水果；避免食用油腻、辛辣刺激性食物，以免加重呕吐

续表5-7

评估维度	评估内容	评估情况	护理措施
ICF 自理能力	1.1 个多月前无明显诱因出现头晕、目眩、乏力，且症状明显较前加重； 2. 跌倒风险评分 45 分，属于高度危险	跌倒的风险：与头晕及眩晕感有关	1. 24 h 留陪人，宣教日常安全防护的必要性和重要性，取得配合； 2. 病室环境及安全设施，下床活动务必家属搀扶到位，物品放于床旁桌上，以备拿取方便； 3. 启用《跌倒风险评估单》，动态监测
并发症风险	B 超检查：羊水指数 3.9 cm，大脑中动脉/脐动脉 3.81（升高）	有胎儿受伤的风险	1. 加强胎儿监护，定期行产科 B 超检查； 2. 向患者宣教自数胎动方法及自数胎动的重要性； 3. 注意患者有无宫缩及阴道流血流液

三、护理问题分析

该患者入院时自诉旋颈后症状加重，休息后不能缓解，伴有恶心、呕吐，非喷射性，呕吐物为胃内容物，考虑可能的原因有哪些？结合主诉、病史、体征及辅助检查进行评判性思考及判断。

妊娠期发生恶心、呕吐的可能原因思维导图

四、个案思维要点

（1）前庭功能障碍的常见症状：维持人体平衡的系统主要为视觉、躯体觉、前庭觉，一侧或双侧前庭功能障碍患者常见的症状为眩晕和头晕。

　　(2)前庭功能障碍的病因复杂：如各种原因导致的内耳前庭供血障碍、老年人前庭功能的退化及其他内耳疾病(前庭神经炎、梅尼埃病、良性阵发性位置性眩晕等)，均可造成前庭功能障碍。

　　(3)前庭功能障碍常见并发症：是外周性前庭疾病的常见并发症，一些患者可同时伴有其他表现，如走路不稳、漂浮感、振动性幻视等。

五、参考文献

[1] 王海涛，薛轶文，刘永胜，等.耳鼻咽喉科专病门诊8310例眩晕患者的病因学分析[J].中华耳科学杂志，2017，15(6)：670-674.

[2] 中国医师协会神经内科分会眩晕专业委员会中国卒中学会卒中与眩晕分会.前庭神经炎诊治多学科专家共识[J].中华老年医学杂志，2020，39(9)：985-993.

[3] 李霞，张师前.美国妇产科医师协会"妊娠期恶心呕吐诊治指南2018版"解读[J].中国实用妇科与产科杂志，2018，34(4)：61-64.

[4] 袁春云，伍大华，谢乐.SRM-Ⅳ前庭功能诊疗系统在良性阵发性位置性眩晕中的应用体会[J].国际神经病学神经外科学杂志，2017，44(1)：54-57.

[5] 王密，卢伟.前庭康复治疗的研究进展[J].听力学及言语疾病杂志，2014，22(5)：545-548.

[6] 张延琳，孔维佳.前庭功能损失后普遍存在电动头脉冲试验中水平前庭眼反射的恢复[J].临床耳鼻咽喉头颈外科杂志，2014，28(8)：557-561.

第六节　一例妊娠合并泌尿系结石患者发生脓毒血症的个案护理

妊娠合并泌尿系结石是妊娠期中的常见病，有研究表明，在妊娠期女性中发病率为 0.026%~0.5%。大部分患者在中孕期和晚孕期发病，其机制不明。妊娠合并泌尿结石的诊断根据病史、体格检查、实验室检查、尿常规和肾脏超声检查来确定。妊娠期间发生泌尿系结石对母体和胎儿有不同程度的危害，可导致母体发生持续的疼痛、肾功能损害，严重者可导致脓血症，危及母体生命安全；对于胎儿可能发生早产、低体重等危害。

一、案例介绍

【病史】

主诉：23 岁，因"主诉：停经 38^{+4} 周，发热伴左侧腰痛 2 天"入院。

现病史：患者平素月经规律，本次妊娠为自然受孕，孕期未规律产检。停经 30 余天自测尿妊娠试验阳性，孕 6 周起早孕反应明显，孕 16 周自觉胎动至今。孕期产检无特殊，2 天前 20:00 左右自觉有些发冷，随后出现高热及腰酸痛，呈钝痛，与体位及活动无关，伴有恶心、呕吐症状，无尿频、尿急、尿痛、血尿等不适，无腹痛、腹胀等不适。孕前体重 52 kg，BMI（孕前）21.36 kg/m^2，现体重 64 kg，孕期体重共增加 12 kg，身高 156 cm。

既往史：既往体健，否认泌尿系统疾病、肾结石病史，无高血压、糖尿病、肾病、心脏病等慢性病史，无结核、肝炎等传染病史，无精神病及遗传病史，无输血史，无手术、外伤史，无药物、食物过敏史，按计划预防接种。

孕产史：未婚，固定伴侣。孕 2 产 1，2017 年 6 月孕 40^{+1} 周顺产 1 子，重 3.45 kg。产程顺利，健康。

【体格检查】

生命体征：体温 37.3℃；脉搏 116 次/min；呼吸 20 次/min；血压 105/75 mmHg。

查体：双眼球结膜无黄染，口腔及咽部无特殊；两肺呼吸音清；心率同脉搏，未闻及杂音；腹软，无压痛、反跳痛，无液波震颤；未触及腹部包块，肝、脾脏肋下未触及，肾脏未触及，Murphy 征阴性，移动性浊音阴性；左肾区叩击痛，右肾区无叩击痛，无振水声；肠鸣音正常，未闻及腹部血管杂音。

产科情况：宫高 32 cm，腹围 90 cm。先露头，未衔接。胎方位 LOA，未衔接。胎心音 137 次/min，胎心规则，律齐。宫体无压痛，未扪及规律宫缩。估计胎儿体重 2700 g。

阴道检查：骶岬未触及，骶骨中弧，坐骨棘 I 度凸，坐骨切迹可容三横指，骶尾关节活动度好，尾骨不翘。胎膜未破。宫颈居中，宫颈质软，宫颈管消退 60%，宫口未开，先露 S-3，宫颈 Bishop 评分 5 分。

【辅助检查】

血尿常规：白细胞 16.46×10^9/L[$(3.5 \sim 9.5) \times 10^9$/L]，尿白细胞 289 个/μL（正常值 0~11 个/μL），见表 5-8。

表 5-8　血常规、急诊生化及尿液分析结果

日期	白细胞/($\times 10^9 \cdot L^{-1}$)	降钙素原/(ng·mL^{-1})	快速 CRP/(mg·L^{-1})	肌酐/(μmol·L^{-1})	尿白细胞/(个·μL^{-1})
4 月 6 日	16.46 ↑	7.65 ↑	96.66 ↑	82 ↑	289 ↑
4 月 6 日	19.24 ↑	9.04 ↑			
4 月 7 日	21.3 ↑		128.68		340 ↑
4 月 7 日	13.55 ↑	7.31 ↑		81 ↑	
4 月 8 日		3.14 ↑	62		
4 月 9 日	6.84	1.81 ↑	56		
4 月 11 日	7.80				

泌尿系统 B 超检查(孕 38^{+3} 周)：左肾盂分离约 10 mm，左肾集合系统内见强回声团，大小约 5.9 mm×3.7 mm，后方伴声影，右肾实质及集合系统内未见明显异常回声。左侧输尿管上段内径约 5 mm，上段见强回声，大小约 8.9 mm×4.6 mm，后方伴声影，中下段显示不清。右侧输尿管上段未见明显扩张。膀胱腔内未见异常回声。左肾结石，左肾积水，左侧输尿管上段结石。右肾、膀胱

未见明显异常。

产科中晚孕 Ⅰ 级超声检查(孕 38⁺³ 周)：BPD 93 mm，胎盘位于子宫后壁，AFI 9.8 cm，宫内妊娠，如晚孕，单活胎。

【诊疗经过】

入院后予完善各项检查，考虑泌尿系结石并发感染的可能，立即做好术前准备行紧急剖宫产。术中行输尿管置管，术后抗感染及促宫缩等对症治疗。术后伤口愈合良好，体温恢复正常后出院(图 5-13)。

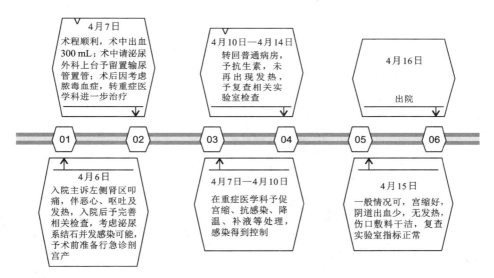

图 5-13　患者住院期间的诊疗经过

【出院诊断】

(1)脓毒血症；

(2)感染性休克；

(3)妊娠合并泌尿系结石；

(4)孕 2 产 2 孕 38⁺⁴ 周头位单活婴剖宫产。

二、护理评估及措施

根据疾病/病症、健康状况、生理功能、ICF 自理能力及并发症风险五大维度进行高级护理健康评估。结合晚孕及症状体征，左肾区叩击痛伴恶心、呕吐。B 超提示左肾结石，左肾积水，左侧输尿管上段扩张，远端梗阻待排。血常规的辅助检查结果，不排除泌尿系结石感染、生殖道上行感染、脓毒血症等可能。尽快开通静脉通道，持续心电监护及胎心监测，完善相关检查及术前准备，急诊行剖宫产术。详细护理评估及措施见表 5-9。

表 5-9　患者住院期间高级护理健康评估情况及其护理措施

评估维度	评估内容	评估情况	护理措施
疾病/病症	1. 肾结石； 2. 输尿管结石； 3. 泌尿系感染	1. 泌尿系 B 超提示：左肾结石，左肾积水，左侧输尿管上段结石，右肾、膀胱未见明显异常； 2. 查体：左肾区叩击痛； 3. 尿常规提示：白细胞 289 个/μL（升高）	1. 予抗生素抗感染； 2. 予会阴抹洗，宣教患者保持会阴部清洁； 3. 完善中段尿培养； 4. 术中予双侧输尿管支架置入术
健康状况	1. 母体：生命体征、意识、睡眠、活动、食欲、营养代谢、排泄等； 2. 胎儿：胎心及脐血流情况	1. 生命体征：入院时体温 37.3℃，脉搏 116 次/min；出现寒颤后体温升高时，伴有心率增快、呼吸急促及血压下降； 2. 食欲：孕期食欲可，每日饮水量<1500 mL； 3. 胎儿：入院胎心正常，随着患者体温升高，胎心率基线升高，胎心音 170~200 次/min	1. 持续心电监护及吸氧、监测体温及保暖； 2. 迅速开通两条静脉通道，双管补液，予去甲肾上腺素泵入及抗生素静滴治疗； 3. 予完善抽血及血培养等检查及术前准备； 4. 予持续胎心监测，严密监测胎心变化，警惕胎儿窘迫的发生
生理功能	循环功能、呼吸功能、肝肾功能等	1. 循环：心动过速，BNP 670.5 pg/mL； 2. 呼吸功能：呼吸 30~37 次/min，血氧饱和度 94%； 3. 肌酐 82 μmol/L（升高）	1. 予持续心电监护及中流量吸氧； 2. 复查肝肾功能及血气分析等实验室检查，完善胸片检查

续表6-2

评估维度	评估内容	评估情况	护理措施
ICF自理能力	1. 躯体活动和移动 2. 自理能力	主诉发冷、寒颤,躯体移动轻度受限;BADL评分40分	1. 予留置尿管、保暖; 2. 协助生活护理,宣教患者家属做好出入量记录
并发症风险	1. 感染性休克; 2. 脓毒血症; 3. 胎儿窘迫	1. 生命体征变化; 2. 白细胞及降钙素原等感染指标升高; 3. 胎心音170~200次/min	1. 严密监测生命体征; 2. 建立两条有效静脉通道,快速液体复苏、抗感染治疗、去甲肾上腺素升压等处理; 3. 持续胎监及做好术前准备

三、护理问题分析

该患者入院时发热的原因可能有哪些?结合主诉、病史、体征及辅助检查进行评判性思考及判断。

妊娠期发热的可能原因思维导图

四、个案思维要点

(1)临床上应高度重视母体发热对新生儿神经系统造成的潜在风险:孕早期母体体温升高被认为是胎儿神经管畸形的危险因素之一。孕早期高热38.5℃以上并持续1周以上者,或长期在高温环境中工作的孕妇胎儿发生神经管畸形的风险升高。

(2)对于已经发生的感染,妊娠期规范使用抗生素能尽早控制感染:在临床上接诊妊娠期发热患者时,应积极寻找发热的病因;注意鉴别感染性与非感染性发热,全面评估后规范使用抗生素才能尽早控制感染(图5-14),以减少孕期发热导致的不良影响。

(3)孕期发热除了规范应用抗生素外,还需要做好降温及胎儿监护:孕期发热最常见病因为母体上呼吸道感染、泌尿系统感染和下生殖道上行感染;孕期菌血症占所有分娩总数1%,但严重的绒毛膜羊膜炎、肾盂肾炎、肺炎等可导致脓毒症的发生,导致胎心率增快时产程干预增加。因此,发热患者在使用抗生素的同时应做好降温及胎儿监护。

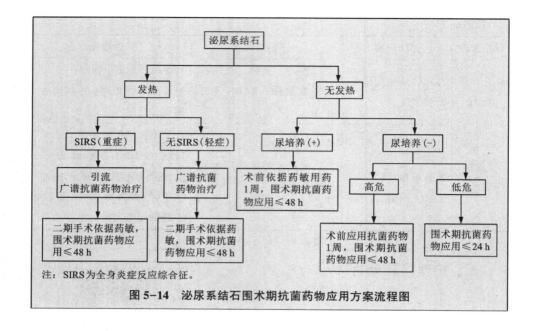

注：SIRS为全身炎症反应综合征。

图5-14　泌尿系结石围术期抗菌药物应用方案流程图

五、参考文献

[1] 赵磊，王伟，王建忠，等.上尿路结石梗阻并发尿脓毒症的特点及急诊处理策略[J].中华泌尿外科杂志，2021，42（7）：507-512.

[2] 乔庐东，陈山，马小军，等.上尿路结石患者围手术期抗菌药物应用的专家意见[J].中华泌尿外科杂志，2017，38（9）：641-643.

[3] 尿路感染诊断与治疗中国专家共识编写组.尿路感染诊断与治疗中国专家共识（2015版）——复杂性尿路感染[J].中华泌尿外科杂志，2015，36（4）：241-244.

[4] 张婧怡，冯玲.孕期发热与不良妊娠结局[J].中国实用妇科与产科杂志，2020，36（5）：424-428.

第七节　一例妊娠合并化脓性阑尾炎
患者的个案护理

妊娠合并急性阑尾炎（acute appendicitis，AA）是妊娠期最常见的外科合并症，其发病率为 0.05%~0.1%。患有 AA 的孕妇发生脓毒血症、脓毒性休克、肺炎、肠梗阻、早产、流产等的风险增加，常导致不良妊娠结局。孕早期由于患者临床症状较为典型，容易诊断。但孕中、孕晚期由于妊娠期间子宫增大所带来的阑尾位置变化，常无明显的转移痛。疼痛的位置及性质也因阑尾位置不同而表现不一，所以临床表现常不典型，仅依据临床症状往往很难作出诊断。随着孕周的增大，AA 的诊断困难性进一步加大，且更易发生穿孔或其他并发症。发生穿孔后，导致不良妊娠结局的风险从 1.5% 增加至 30%~36%，出现腹膜炎或脓肿时，胎儿死亡率上升 4%，早产风险增加 7%。因此，应了解妊娠合并 AA 的临床特点，早期、准确地开展诊疗及护理工作。

一、病例介绍

【病史】
主诉：患者，女，26 岁，因"停经 31^{+5} 周，脐周痛 1 天，右下腹痛 10 小时"入院。

现病史：患者前一天夜晚饮用冰水，次日 10:00 开始出现脐周痛，程度轻，可忍受；后转移至上腹部，呈绞痛，平躺加重，无明显下腹紧缩感，无腰酸背痛，无尿频、尿急、尿痛，无阴道流血、流液。入院急诊就诊，予对症治疗后无明显缓解。16:00 左右开始出现右下腹痛，伴腹胀。次日凌晨 2:04 由于症状加重再次至我院急诊就诊。

既往史：2020 年外院诊断浅表性胃炎。既往发现甲状腺结节，甲状腺功能未见明显异常。

孕产史：孕 1 产 0。

家族史：父母亲均体健。否认家族遗传病、精神病、传染病史。

【体格检查】

生命体征：体温 37.2℃；脉搏 102 次/min；呼吸 20 次/min；血压 105/67 mmHg。

查体：腹部隆起，无胃型、肠型、蠕动波，腹式呼吸存在，腹壁静脉无曲张。腹软，右下腹压痛、反跳痛，无液波震颤，未触及腹部包块；肝、脾脏肋下未触及，肾脏未触及，Murphy 征阴性，移动性浊音阴性；肾区无叩击痛，无振水声；肠鸣音 5 次/min，未闻及腹部血管杂音。

产科情况：宫高 29 cm，腹围 92 cm，先露头。胎方位 LOA，未衔接。胎心音 137 次/min，胎心规则，律齐。宫体无压痛，未扪及明显宫缩。估计胎儿体重 1560 g。

【辅助检查】

血常规检查：白细胞 22.21×10⁹/L[(3.5~9.5)×10⁹/L]，中性粒细胞百分比 93.00%(40%~75%)，血红蛋白 126.00 g/L(115~150 g/L)，血小板 196×10⁹/L[(100~300)×10⁹/L]，降钙素原 0.064 ng/mL(0~0.046 ng/mL)。

生化检查：ALT 15.2 U/L(0~40 U/L)，总胆红素 6.4 μmol/L(0~26.0 μmol/L)，白蛋白 36.8 g/L(30~50 g/L)。

产科 B 超：宫内妊娠，单活胎。胎方位 LOT，胎重 1558 g。双顶径 81.1 mm，头围 286.3 mm，腹围 247.6 mm，股骨长 60.8 mm。胎盘位于子宫后壁，颈后脐带影 1 周。羊水最大区 3.4 cm。

肝胆 B 超：未见异常。

阑尾 B 超：右下腹腔内可探及一腊肠管状结构，走行弯曲，一端为盲端，无蠕动，大小约 68 mm×12 mm；壁增厚，厚约 1.2 mm，管壁周围可见暗带；以上提示不除外急性阑尾炎可能。

子宫附件 B 超：右侧卵巢显示清，左侧卵巢显示不清。

【诊疗经过】

入院后予完善相关检查。04:45 患者出现寒颤，考虑感染加重，立即做好术前准备行紧急剖宫产，术中探查阑尾。术中诊断：急性化脓性阑尾炎，按常规行阑尾切除术，留置盆腔引流管一根。手术顺利，生命体征平稳。术后予镇痛、促进排气及预防感染等对症治疗，术后第 6 天恢复良好，予出院。详细诊疗经过见图 5-15。

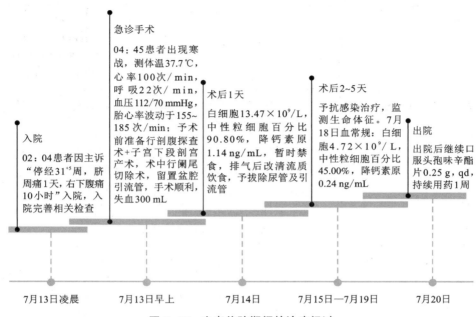

图 5-15　患者住院期间的诊疗经过

【出院诊断】

(1)急性化脓性阑尾炎；

(2)早产经剖宫产分娩；

(3)孕 1 产 1 孕 31^{+5} 周 ROT 单活婴。

二、护理评估及措施

根据疾病/病症、健康状况、生理功能、ICF 自理能力及并发症风险五大维度进行高级护理健康评估。密切观察患者生命体征及腹痛情况，持续胎心监护，立即做好术前检查急诊送手术。详细护理评估及措施见表 5-10。

表 5-10　患者住院期间高级护理健康评估情况及其护理措施

评估维度	评估内容	评估情况	护理措施
疾病/病症	急性阑尾炎	1. 病史：脐周痛，程度轻，后转移至上腹痛，呈绞痛； 2. 查体：右下腹压痛、反跳痛；疼痛评分 6 分，活动受限； 3. B 超：阑尾壁增厚，厚约 1.2 mm，管壁周围可见暗带，不除外急性阑尾炎可能； 4. 血常规检查：白细胞 22.21×10^9/L，中性粒细胞百分比 93.00%	1. 观察病情，加强巡视，当出现弥漫性腹膜炎或腹肌紧张时，应高度怀疑阑尾穿孔； 2. 请普外科急会诊，迅速配合完善超声及检验等检查； 3. 嘱禁食，做好急诊术前准备
健康状况	1. 生命体征； 2. 活动度； 3. 营养状态； 4 生殖	1. 生命体征：寒颤，T 37.7℃，P 100 次/min，R 22 次/min，BP 112/70 mmHg； 2. 术后暂禁食，肛门排气后改流质饮食； 3. 胎儿：胎心音 145 次/min，NST 有反应型； 4. 产科 B 超：宫内妊娠，单活胎，胎重 1558 g	1. 注意保暖，监测体温、脉搏、呼吸及血压等变化； 2. 观察腹痛部位、性质和特点，必要时遵医嘱用药； 3. 予胎心监测，警惕胎儿早产等风险
生理功能	消化功能	1. 生化检查：谷丙转氨酶 15.2 U/L，总胆红素 6.4 μmol/L，白蛋白 36.8 g/L； 2. 肝胆 B 超：未见异常	解释各项检查及治疗的意义，取得患者及家属的积极配合
ICF 自理能力	1. 自理能力； 2. 整体活动和移动； 3. 排泄功能	1. 手术当日 Barthel 指数为 30 分，大部分需要人照顾； 2. 术后留置盆腔引流管及尿管，活动受限，术后第一天予拔除，能自解小便	1. 协助患者翻身、活动、饮食； 2. 注意观察引流情况、尿量及尿色，予会阴抹洗，预防感染
并发症风险	1. 感染性休克； 2. 早产； 3. 麻痹性肠梗阻	1. 病史：脐周痛，程度轻，后转移至上腹痛，呈绞痛； 2. 体征：T 37.7℃，P 100 次/min，R 22 次/min，BP 112/70 mmHg； 3. 胎儿：胎心音 145 次/min；NST 有反应型； 4. 手术：急诊行剖腹探查术+子宫下段剖宫产术；术中行阑尾切除术，手术时长 2.5 h；术后留置盆腔引流管尿管	1. 密切监测生命体征，遵医嘱给予解痉药； 2. 遵医嘱予抗感染对症处理，并定期监测感染指标的变化； 3. 观察宫缩、宫底高度及阴道出血情况； 4. 观察腹胀情况，评估肠鸣音恢复情况，协助早期离床活动，尽早拔除引流管

三、护理问题分析

　　该患者入院时发生转移性右下腹疼痛的原因可能有哪些？当班护士应如何正确应对？结合主诉、病史、体征及辅助检查进行评判性思考及判断。

妊娠期发生转移性右下腹
疼痛的可能原因思维导图

四、个案思维要点

　　（1）妊娠合并急性阑尾炎（AA）应尽快手术治疗：通常不主张保守治疗，一旦确诊，应在 24 小时内尽快手术治疗；对于出现并发症的复杂 AA，建议 8 小时内手术治疗，避免 AA 进展出现阑尾穿孔或其他并发症。术后适当使用宫缩抑制药物，避免流产或早产的发生，以降低不良母胎结局风险。

　　（2）妊娠合并急性阑尾炎（AA）早期症状不典型：常见的临床表现有腹痛、恶心、呕吐、发热等。由于 AA 在妊娠期间的临床症状不典型，且在不同时期会出现不同的临床表现，可借助影像学检查来辅助诊断。B 超检查是首选的方法，而常用的炎症指标在评估妊娠合并 AA 患者炎症严重程度上也同样具有可信度。

五、参考文献

［1］Kave M, Parooie F, Salarzaei M. Pregnancy and appendicitis：a systematic review and meta-analysis on the clinical use of MRI in diagnosis of appendicitis in pregnant women［J］. World Journal of Emergency Surgery, 2019, 14（1）：1–14.

［2］Theilen L, Mellnick V, Shanks A, et al. Acute Appendicitis in Pregnancy：Predictive Clinical Factors and Pregnancy Outcomes［J］. American Journal of Perinatology, 2017, 34（6）：523–528.

［3］谭虎，陈敦金.妊娠合并急性阑尾炎的临床特点及治疗方案［J］.实用妇产科杂志，2021，37（5）：321–323.

［4］谢幸，孔北华，段涛.妇产科学［M］.9 版.北京：人民卫生出版社，2018.

第八节　一例妊娠合并卵巢囊肿蒂扭转
患者的个案护理

附件扭转是附件肿物在妊娠期最常见的并发症，尤其在孕早、孕中期，与非孕期的卵巢囊肿相比，卵巢囊肿扭转发生率增加 2~5 倍。一旦发生扭转，囊肿破裂风险也会较非孕期增加 3~5 倍。由于受激素水平的影响，妊娠期的卵巢囊肿容易出现增大，子宫也会随之增大。尤其是孕 3 个月之后子宫超出盆腔，卵巢及囊肿也随之进入腹腔，活动余地增大，增加附件扭转的风险。典型症状是突然发生一侧下腹剧烈绞痛，常伴恶心、呕吐甚至休克。早期容易被妊娠的正常反应所掩盖，如不及时治疗将对母婴健康造成不良影响，严重时甚至危及母婴生命安全。

一、案例介绍

【病史】

主诉：36 岁，主诉"因停经 24^{+1} 周，下腹痛 4 小时余"由外院转入我院。

现病史：平素月经规律，定期规律产检，无特殊。入院当日凌晨起床如厕时出现右下腹持续性疼痛，伴呕吐一次。呕吐物为胃内容物，非喷射状。无发热，无咳嗽，无阴道流血、流液。孕前体重 50 kg，BMI（孕前）23.2 kg/m^2，现体重 68 kg。

既往史：2014 年发现有右侧卵巢囊肿未处理。本次妊娠在外院定期产检，孕 16 周时外院 B 超：子宫后方囊肿包块 91 mm×56 mm。4 h 前出现右下腹持续性疼痛，伴呕吐一次。呕吐物为胃内容物，非喷射状，无发热，无咳嗽，无阴道流血、流液。

孕产史：孕 2 产 1，育有 1 女，体健。2013 年孕足月剖宫产 1 女婴。

【体格检查】

生命体征：体温 36.7℃；脉搏 67 次/min；呼吸 20 次/min；血压 121/73 mmHg。

查体：右下腹持续性疼痛，拒按；被动体位，腹肌软，下腹部压痛；反跳痛弱阳性，肝区、肾区无叩击痛，移动性浊音(-)，肠鸣音正常。

产科情况：宫高23 cm，腹围90 cm。先露头，未衔接。胎心音132 次/min，宫体无压痛，可扪及不规则宫缩。

阴道检查：骶岬未触及，骶骨中弧，坐骨棘Ⅰ度凸，坐骨切迹可容三横指，骶尾关节活动度好，尾骨不翘。胎膜存。宫颈居中，宫口未开，先露S-4，宫颈Bishop评分2分。

【辅助检查】

血常规检查：白细胞 $7.57×10^9/L[(3.5～9.5)×10^9/L]$，血红蛋白118 g/L（115～150 g/L），红细胞压积38.65%（35%～45%）。

超声检查：子宫如孕23$^+$周，单活胎。阑尾区不显示。右下腹混合回声团，子宫右侧囊性包块96 mm×64 mm，内透声欠佳，妊娠合并右卵巢囊性样变（囊肿蒂扭转？）。

【出院诊断】

(1)右侧卵巢囊肿剥除术+右侧卵巢整形术；

(2)妊娠合并卵巢囊肿蒂扭转；

(3)瘢痕子宫；

(4)孕2产1孕25^{+2}周单活胎。

【诊疗经过】

入院后给立即行床边超声及急请普外科会诊，考虑卵巢蒂扭转，立即完善术前准备急行剖腹探查。术中发现右侧输卵管紫黑色，输卵管及卵巢固有韧带扭转2周伴少量出血，与周围组织物无粘连。遂行输卵管卵巢固有韧带复位，再予右侧卵巢囊肿剥除术+右侧卵巢整形术。术后予抗感染、抑制宫缩及止痛等对症处理后，伤口愈合好，肛门排气后予出院（图5-16），并嘱门诊定期随访，于39^{+3}周顺利分娩。

二、护理评估及措施

根据疾病/病症、健康状况、生理功能、ICF自理能力及并发症风险五大维度进行高级护理健康评估。根据患者孕早期卵巢囊肿的病史及突发性单侧下腹

11月26日
入院主诉右下腹持续性疼痛，伴呕吐一次，予完善相关实验室及B超检查，考虑卵巢囊肿蒂扭转，予术前准备急行剖腹探查

11月26日
术中见右侧卵巢蒂部扭转2周，术后生命体征平稳，失血150 mL，术后伤口疼痛，予黄体酮解痉

11月27
术后肛门未排气，予维生素B₁、维生素B₆肌注，口服乳果糖，每班评估腹胀及排气排便，指导下床活动，指导饮食，保持大便通畅

术后有不规则宫缩，予利托君静滴3天之后改利托君片口服，术后第7天，患者一般情况好，无宫缩，伤口愈合好，予出院。

图 5-16 患者住院期间的诊疗经过

部的剧烈疼痛特点，不排除卵巢蒂扭转的可能，予开通静脉通道，完善术前检查，急行术前准备，密切观察患者生命体征及持续胎心监护。详细护理评估及措施见表 5-11。

表 5-11 患者住院期间高级护理健康评估情况及其护理措施

评估维度	评估内容	评估情况	护理措施
疾病/病症	右下腹持续性疼痛	1. 右侧卵巢囊肿病史； 2. 急性面容，疼痛评分8分，右下腹持续性疼痛，拒按，被动体位，腹软，下腹部压痛及反跳痛均阳性； 3. B超提示子宫右侧囊性包块 96 mm×64 mm	1. 密切观察患者意识、生命体征、出入量； 2. 严密监测宫缩、胎心率等临产征兆征象； 3. 动态观察疼痛的性质、程度、部位及变化； 4. 请普外科急会诊，完善超声及检验等检查
健康状况	1. 母体：生命体征、睡眠、活动、排泄、食欲、营养代谢等 2. 胎儿：孕 2 产 1，孕 24⁺¹ 周单活胎 3. 心理：情绪与社会支持方面	1. 体温正常，白细胞正常； 2. 营养良好，饮食规律，排便排气正常； 3. 宫体无压痛，偶有不规律宫缩； 4. 反复诉说担心早产的风险	1. 安慰患者，倾听产妇诉说内心的感受； 2. 办理丈夫陪护手续，以缓解焦虑

续表5-11

评估维度	评估内容	评估情况	护理措施
生理功能	循环功能、消化功能、肝肾功能等	1. 循环功能：无面色苍白等休克症状； 2. 消化超声无特殊； 3. 白细胞、HCG、甲胎蛋白等检验无特殊	解释各项检查及治疗的意义，取得患者及家属的积极配合
ICF自理能力	自理能力评估	BADL评分60分	卧床期间须协助患者大小便、饮食、活动等
并发症风险	1. 卵巢囊肿破裂 2. 先兆早产	1. 孕 24^{+3} 周，B超提示子宫右侧囊性包块96 mm×64 mm； 2. 突发持续性右下腹疼痛，疼痛评分8分； 3. 体温及白细胞等感染指标正常； 4. 血红蛋白正常； 5. 胎心正常，但腹部可扪及不规则宫缩	1. 迅速开通静脉通道，持续心电监护； 2. 评估疼痛的程度，检查局部压痛、反跳痛等腹膜刺激征； 3. 立即配血及备皮等术前准备，送急诊手术； 4. 遵医嘱预防性使用抗生素及宫缩抑制剂，监测白细胞、体温变化及宫缩的变化； 5. 术后指导床上活动及尽早离床活动，预防肠梗阻的发生

三、护理问题分析

　　该患者活动后突发右下腹持续性剧烈疼痛的原因可能有哪些？当班护士应如何正确应对？结合主诉、病史、体征及辅助检查进行评判性思考及判断。

妊娠期活动后突发右下腹持续性剧烈疼痛的可能原因思维导图

四、个案思维要点

（1）与非妊娠期相比，孕中晚期合并卵巢蒂扭转患者风险增加：中晚期妊娠合并卵巢囊肿蒂扭转的危害性明显增大，剧烈运动，突然改变体位，应警惕卵巢囊肿蒂扭转的发生，尤其是卵巢囊肿破裂。

（2）影像学检查在妊娠期卵巢蒂扭转患者的早期诊断尤为重要：妊娠期卵巢蒂扭转患者大多缺乏特异性临床表现，最常见的临床症状为腹痛，实验室检查也尚无特异性指标。超声检查能够快速评估卵巢解剖结构和血流，是诊断的首选影像学检查方法。

（3）妊娠合并卵巢蒂扭转患者发生破裂风险增加，应尽快手术：由于妊娠期内分泌功能旺盛，囊内容物逐渐增加，其破裂的风险高至3%～5%。妊娠期一旦出现不明原因的腹痛，经超声检查高度怀疑卵巢囊肿蒂扭转或破裂时，应尽快手术。但应注意避免长时间仰卧位所致胎盘灌注不足，且手术增加流产、早产的风险，术后须加强抑制宫缩的管理。

五、参考文献

［1］Mali P. Pancreatitis in pregnancy：etiology，diagnosis，treatment，and outcomes［J］. Hepatobiliary & Pancreatic Diseases International，2016，15(4)：434-438.

［2］Siregar G A，Siregar G P. Management of severe acute pancreatitis［J］. Open Access Macedonian Journal of Medical Sciences，2019，7(19)：3319-3323.

［3］Magno-Pereira V，Moutinho-Ribeiro P，Macedo G. Demystifying endoscopic retrograde cholangiopancreatography（ERCP）during pregnancy［J］. European Journal of Obstetrics & Gynecology and Reproductive Biology，2017，219：35-39.

［4］中国医师协会微无创医学专业委员会妇科肿瘤（学组）专业委员会.女性附件扭转治疗的中国专家共识(2020年版)［J］.实用妇产科杂志，2020，36(11)：822-826.

［5］贾英英，陈炜，李婷，等.妊娠合并附件扭转的彩色多普勒超声表现及临床特征［J］.中国超声医学杂志，2021，37(7)：830-832.

［6］王志坚，靳瑾.妊娠期腹部非产科手术治疗与不良妊娠结局［J］.中国实用妇科与产科杂志，2020，36(5)：397-401.

第九节　一例妊娠合并下肢静脉血栓 患者的个案护理

静脉血栓栓塞症（venous thromboembolism，VTE）是深静脉血栓形成（deep vein thrombosis，DVT）和肺栓塞（pulmonary embolism，PE）的统称。DVT 是指血液在深静脉内不正常凝结引起的静脉回流障碍性疾病，常发生于下肢，少数见于肠系膜静脉、上肢静脉、颈静脉或颅内静脉系统；若血栓脱落阻滞于肺动脉则会导致 PE。孕产妇 VTE 发病率及死亡率明显高于正常人群，随着生活方式的改变及我国生育政策的调整，我国妊娠期 VTE 发病率明显增高。积极开展 VTE 高危因素筛查，进行早期预防、识别和干预，降低 VTE 发病率，是保障孕产妇生命安全的重要手段。

一、案例介绍

【病史】

主诉：28 岁，因"停经 34^{+4} 周，右下肢肿胀伴疼痛 12 天"入院。

现病史：平素月经规律，定期规律产检，本次妊娠为自然受孕。停经 30 余天自测尿妊娠试验阳性。孕 6 周起早孕反应明显，长期病假在家安胎。孕早期曾因先兆流产住院安胎治疗，出院后离职在家安胎至今。12 天前无明显诱因出现右下肢肿胀伴疼痛，皮温稍高，伴有压痛，被动体位，右下肢屈曲不能伸直。无发热，无呼吸困难、胸痛等不适。孕前体重 39 kg，BMI（孕前）15.62 kg/m²，现体重 48.5 kg。

既往史：体健，无高血压、糖尿病、心脏病等，未发现栓塞性疾病、高脂血症等。

孕产史：孕 3 产 2，剖宫产 2 次。其中，2015 年孕 9 月死胎剖宫产 1 次，2016 年因胎盘早剥剖宫产分娩一活男婴。

家族史：父亲 2 年前发现高脂血症，目前予降脂治疗中。

【体格检查】

生命体征：体温 36.6℃；脉搏 90 次/min；呼吸 20 次/min；血压 101/64 mmHg。

查体：四肢无畸形，关节无红肿、强直，无水肿，无下肢静脉曲张，足背动脉搏动正常，左、右下肢小腿围 30/33 cm。右下肢小腿肿胀且皮温略升高，伴压痛，右小腿 Homans 征阳性，右下肢屈曲不能伸直。左下肢未见明显异常。

产科情况：宫高 30 cm，腹围 84 cm。先露头，未衔接。胎方位 ROA，未衔接。胎心音 145 次/min，宫体无压痛，未扪及宫缩。

【辅助检查】

血常规：白细胞 13.98×10⁹/L[(3.5~9.5)×10⁹/L]，血红蛋白 119.00 g/L（115~150 g/L），血小板 500×10⁹/L(100~300×10⁹/L)。

凝血功能：PT 11.0 s(8.8~13.8 s)，APTT 25.6 s(28~42 s)，D-二聚体 1294 ng/mL(0~500 ng/mL)，纤维蛋白原 4.09 g/L(2.0~4.0 g/L)。

生化检查：总胆固醇(TC)4.87 mmol/L(0~5.18 mmol/L)；甘油三酯(TG) 1.67 mmol/L(0~1.7 mmol/L)；高密度脂蛋白(HDL-C)1.12 mmol/L(1.03~ 1.55 mmol/L)；低密度脂蛋白(LDL-C)0.21 mmol/L(0~3.37 mmol/L)。

超声检查：右下肢小腿肌间静脉弱回声区，考虑为血栓形成(完全形成)声像；右下肢深静脉血流缓慢；右侧大隐静脉增宽，较宽处内径约 7.8 mm。

【诊疗经过】

入院后给予完善各项检查，立即急请血管外科会诊，予低分子肝素钠积极抗凝治疗。经抗凝治疗 4 天后症状明显好转，复查下肢静脉血管通畅，予带抗凝药出院，并嘱门诊定期随访。诊疗经过见图 5-17。该患者出院后继续使用抗凝药物并定期在门诊随访，于 39⁺⁶ 周顺利分娩，未再次发生血栓及出血。

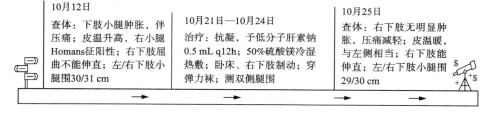

图 5-17　患者住院期间的诊疗经过

【出院诊断】

（1）妊娠期静脉血栓形成（右下肢）；

（2）瘢痕子宫；

（3）孕3产2孕34^{+4}周ROA单活胎；

（4）不良孕产史（死胎史）。

二、护理评估及措施

根据疾病/病症、健康状况、生理功能、ICF自理能力及并发症风险五大维度进行高级护理健康评估。护理过程中积极配合医生完善各项检查，立即予抗凝药物溶栓对症治疗，并注意观察出血倾向。每班评估患者下肢疼痛及肿胀程度，急性期予卧床休息及制动，预防并发症。注意观察抗凝药物使用过程中有无出血倾向及血栓脱落导致肺栓塞的发生等。详细护理评估及措施见表5-12。

表5-12 患者住院期间高级护理健康评估情况及其护理措施

评估维度	评估内容	评估情况	护理措施
疾病/病症	1. 右下肢肿胀； 2. 右下肢疼痛； 3. 不良孕产史	1. 高危因素：不良孕产史（胎死宫内），直系家属（父亲）高脂血症病史，妊娠期血栓风险评估6分，属极高危； 2. 症状/体征：右下肢肿胀伴疼痛，压痛明显，皮温略升高，足背动脉搏动正常，右小腿Homans征阳性； 3. 辅助检查：下肢静脉彩超提示右下肢小腿肌间静脉弱回声区，考虑为血栓形成	1. 患肢禁止按摩、热敷，定时评估并记录下肢肿胀、疼痛、皮肤颜色及皮温情况； 2. 指导制动时尽早开始对侧下肢主动活动； 3. 遵医嘱予依诺肝素钠0.5 mL q12h抗凝，观察有无牙龈出血、皮下瘀斑等出血倾向； 4. 指导正确选择弹力袜及穿脱的注意事项

续表5-12

评估维度	评估内容	评估情况	护理措施
健康状况	1. 母体：生命体征、睡眠、活动、排泄、食欲、营养代谢等； 2. 胎儿：孕3产2，孕34+4周单活胎； 3. 心理：情绪与社会支持方面	1. 生命体征稳定，胃纳差，睡眠可，平时以卧床为主，小便正常，大便干结； 2. 孕前体重39 kg，BMI 15.62 kg/m²，现体重48.5 kg； 3. 宫高30 cm，腹围84 cm，胎心音145次/min； 4. 情绪焦虑，社会支持良好	1. 指导低脂、低盐、高蛋白、易消化的饮食； 2. 多吃水果蔬菜，保障每天饮水2000~2500 mL，保持大便通畅； 3. 指导患者正确计数胎动，观察胎心音变化； 4. 关注患者心理状态
生理功能	消化功能、肝肾功能、运动功能、凝血功能等	1. 体温正常，白细胞稍高； 2. 超声示肝肾未见异常，实验室检查肝肾功能正常； 3. 右下肢肿胀疼痛明显呈屈曲状态，不能伸直； 4. 凝血功能下降：PT 11.0 s，APTT 25.6 s↓，Fbg 4.1 g/L↑	1. 抬高患肢并制动1~2周，下肢置水垫缓解疼痛及硫酸镁湿敷消肿； 2. 每班测量腿围，观察下肢肿胀及疼痛变化； 3. 定期监测凝血功能及下肢血栓超声情况
ICF自理能力	1. 肌力/活动度； 2. 躯体活动和移动； 3. 自理能力	1. 肌力正常，但活动度稍受限：右下肢屈曲不能伸直； 2. Barthel指数为70分，小部分需要人照顾	1. 卧床期间协助患者如厕、饮食、活动等； 2. 指导恢复期在家属陪同下循序渐进地活动
并发症风险	1. 肺栓塞； 2. 出血	1. 右下肢静脉彩超：右侧小腿内侧肌间静脉血栓形成； 2. 低分子肝素钠0.5 mL q 12 h抗凝治疗	1. 指导制定每日活动计划，避免长时间久坐及久站或长期卧床； 2. 监测患者有无胸痛、呼吸困难及皮肤及黏膜出血等不适

三、护理问题分析

该患者入院时右下肢肿胀伴疼痛的原因可能有哪些？当班护士应如何正确应对？结合主诉、病史、体征及辅助检查进行评判性思考及判断。

妊娠期右下肢肿胀伴疼痛的可能原因思维导图

四、个案思维要点

(1)妊娠期 VTE 的危险因素：包括 VTE 或 VTE 史，妊娠期间外科手术、妊娠剧吐、高龄、产次、肥胖、感染、多胎妊娠、子痫前期、剖宫产史、死胎等。基于积极预防原则，应采用评分法（表 5-13）进行妊娠期 VTE 风险评估。

表 5-13　孕产妇静脉血栓栓塞危险因素评分表

项目	高风险因素	评分标准/分	项目	高风险因素	评分标准/分
产前因素	年龄≥35 岁	1	产时因素	选择性剖宫产	1
	BMI 28.0~34.9 kg/m^2	1		产时剖宫产	2
	BMI≥35.0 kg/m^2	2		子宫切除术	2
	产次≥3 次	1		早产分娩	1
	吸烟史	1		产后出血	1
	既往或孕期新发 VTE(除外大手术后发生)，复发性 VTE(≥2 次)	4		死胎	1
	大手术后发生 VTE	3		分娩时使用产钳	1
	遗传性易栓症，但未发生	3		产程延长(≥24 h)	1
	一级亲属有雌激素相关或无明显诱因 VTE 家族史	1	临时因素	OHSS	4
				妊娠剧吐	3
	内科并发症(如心力衰竭、SLE 活动期、多发性关节炎或炎症性肠病、肾病综合征)	3		妊娠期或产褥期有外科手术(阑尾切除术、产后绝育术、骨折复位手术)，除外会阴修补术	3
	下肢静脉曲张	1		制动(卧床时间≥48 h)或脱水	1
	辅助生殖技术	1		全身性感染	1
	多胎妊娠	1			
	孕前糖尿病	1			
	子痫前期	1	总分		

（2）早期识别 VTE 至关重要：当患者出现下肢疼痛、肿胀时，尤其是患侧小腿围比对侧>2 cm 时，应高度警惕 DVT 的发生；出现呼吸困难、胸痛、紫绀、气促等症状，须警惕 PE 的发生。

（3）首选低分子肝素行抗凝：禁止孕期使用华法林和新型口服抗凝药（如利伐沙班），低分子肝素皮下注射为首选，使用时间持续到产后 6 周；剖宫产、硬膜外麻醉或引产时，提前 24 h 停药。

五、参考文献

[1] 中华医学会妇产科学分会产科学组.妊娠期及产褥期静脉血栓栓塞症预防和诊治专家共识[J].中华妇产科杂志，2021，56(4)：236-243.

[2] 马玉芬，成守珍，刘义兰，等.卧床患者常见并发症护理专家共识[J].中国护理管理，2018，18(6)：740-747.

[3] 中国健康促进基金会血栓与血管专项基金专家委员会，中华医学会呼吸病学分会肺栓塞与肺血管病学组，中国医师协会呼吸医师分会肺栓塞与肺血管病工作委员会.医院内静脉血栓栓塞症防治与管理建议[J].中华医学杂志，2018，98(18)：1383-1388.

第十节　一例妊娠合并低钾血症患者的个案护理

钾是维持细胞生理活动的主要阳离子，在保持机体正常渗透压及酸碱平衡、参与糖及蛋白质代谢、保证神经肌肉正常功能等方面具有重要作用。妊娠期由于孕激素水平变化，社会心理因素及自主神经功能紊乱导致饮食量下降，钾摄入不足。而妊娠期的早孕反应所致，频繁呕吐和饮食不足引起醛固酮增多，促使肾脏排泄钾等原因，极易发生酸碱失衡、重度电解质紊乱等情况。研究发现，大多数妊娠剧吐的患者都存在低钾血症，出现恶心、呕吐、肌无力、心律不齐、心功能下降等；重者可出现肠梗阻、横纹肌溶解、呼吸困难，甚至心脏停搏而导致死亡。当血清钾<3.5 mmol/L 时，称为低钾血症（hypokalemia）；当血清钾<2.8 mmol/L 时，属于重度低钾血症，必须列入临床危急值报告和管理。由于其病因复杂、临床表现多样、复发率高，提高对低钾血症的认识和判断是十分必要的。

二、个案简介

【病史】

主诉：16 岁，因"停经 37^{+3} 周，出现纳差 1 个月，乏力 6 天"入院。

现病史：平素月经规律，定期规律产检。孕 7 周起早孕反应明显，纳差，但未专科就诊。孕 20 周起食欲较前改善，饮食不规则，一天一顿或两顿，以粥粉为主；伴胃部不适，偶有呕吐，呕吐物为胃内物。1 个月前出现纳差，食欲不振、腹胀等症状。6 天前自觉四肢乏力，不能独立行走在外院住院治疗，现为进一步治疗转入我院。孕前 61 kg，孕前 BMI 21.6 kg/m^2，孕期 70 kg。

既往史：既往体健。

孕产史：孕 1 产 0。

【体格检查】

生命体征：体温 36.2℃；脉搏 80 次/min；呼吸 20 次/min；血压 126/78 mmHg。

查体：四肢肌张力低，双上肢肌力V级，双下肢肌力II级，四肢腱反射(+)。

产科情况：宫高 33 cm，腹围 91 cm。先露头，未衔接。胎方位 LOT，胎心音 132 次/min，未扪及宫缩。阴道检查：宫口未开。

【辅助检查】

血常规：白细胞 $9.92 \times 10^9/L[(3.5 \sim 9.5) \times 10^9/L]$，血红蛋白 89 g/L(115 ~ 150 g/L)，红细胞压积 36.78%(35% ~ 45%)。

急诊生化：甘油三酯 2.65 mmol/L(0 ~ 1.7 mmol/L)，总胆固醇 4.93 mmol/L(0 ~ 5.18 mmol/L)，高密度胆固醇 1.0 mmol/L(1.03 ~ 1.55 mmol/L)，低密度胆固醇 3.29 mmol/L(0 ~ 3.37 mmol/L)，钾 2.24 mmol/L(3.5 ~ 5.3 mmol/L)。

心电图：窦性心律，中度 ST 压低，T 波异常，可疑前壁心肌缺血。

超声检查：右肾中度积水，左肾轻度积水，左肾结石；心脏超声未见异常。

【诊疗经过】

入院后予完善各项检查，请内分泌、泌尿科、重症医学科等多学科会诊，以明确双下肢乏力的原因。考虑为低钾血症及贫血所致，予补钾、纠正贫血、碱化尿液、营养心肌等治疗。具体补钾情况及血钾情况见表 5-14，治疗 5 天后患者血清钾正常，可独立行走，予出院。详细诊疗经过见图 5-18。

表 5-14　患者每日补钾剂量及血清钾变化情况

日期	补钾途径及剂量/g			合计每日补钾总量/g	血钾浓度/(mmol·L⁻¹)
	口服	外周静脉	中心静脉		
6月1日(入院)	3	3(外院)+6	–	12	2.24
6月2日	4	0	6.5	10.5	2.63 ~ 3.66
6月3日	4	0	3	7	3.25
6月4日	4	0	1.5	5.5	3.66 ~ 4.52
6月5日	3	0	–	3	4.05 ~ 4.51
6月6日(出院)	2	0	–	2	2.53

【出院诊断】

(1)妊娠合并重度低钾血症；

(2)妊娠合并轻度贫血；

(3)妊娠合并泌尿系结石；

(4)孕 1 产 0 孕 38⁺¹ 周单活胎。

6月1日

入院主诉发现纳差1个月，乏力6天，入院查体双下肢肌力Ⅱ级，血清钾浓度2.24 mmol/L，血红蛋白89 g/L；结合病史和相关检查考虑低钾血症及贫血可能

6月2日—6月5日

予口服及静脉补钾，动态监测血钾变化情况；予心电监护及吸氧，记录出入量；监测胎心胎动情况。口服碳酸氢钠片碱化尿液，口服叶酸片纠正贫血，予营养心肌治疗

6月6日

血清钾4.53 mmol/L，双下肢肌力上升为Ⅳ级，能独立行走。

7月15日：孕40⁺³周复查血清钾4.62 mmol/L，足月顺利分娩一活女婴，出生体重3200 g。

图 5-18　患者住院期间的诊疗经过

二、护理评估及措施

根据疾病/病症、健康状况、生理功能、ICF 自理能力及并发症风险五大维度进行高级护理健康评估。护理过程中解释住院期间各项检查及治疗的作用与意义，注意观察患者胎心、胎动；活动时预防跌倒；分析低钾血症的原因，指导调整饮食；遵医嘱进行口服及静脉补钾治疗，高浓度补钾是使用输液泵经中心静脉泵入，严格控制输液速度不超过 1.5 g/h；准确记录尿量，并定期复查血钾变化及肾功能情况，警惕高钾血症的发生。详细护理评估及措施见表 5-15。

表 5-15　患者住院期间高级护理健康评估情况及其护理措施

评估维度	评估内容	评估情况	护理措施
疾病/病症	1. 四肢乏力； 2. 电解质紊乱； 3. 贫血； 4. 泌尿系结石	1. 血清钾 2.24 mmol/L； 2. 血红蛋白 89 g/L； 3. 泌尿超声：右肾中度积水，左肾轻度积水，左肾结石	1. 遵医嘱进行口服补钙及碳酸钠片碱化尿液、铁剂、叶酸片纠正贫血； 2. 静脉补钾等对症处理，控制补钾速度； 3. 动态监测血清钾及血红蛋白变化

续表5-15

评估维度	评估内容	评估情况	护理措施
健康状况	1. 母体：生命体征、睡眠、活动、排泄、食欲等； 2. 胎儿：孕1产0孕37⁺³周单活胎； 3. 心理：情绪与社会支持方面	1. 搀扶下活动，上肢肌力正常，双下肢肌力Ⅱ级； 2. 孕早期妊娠反应明显，孕晚期食欲一般； 3. 孕1产0孕37⁺³周，宫高33 cm，腹围91 cm，胎心音132次/min； 4. 饮食的依从性不足，对检查项目过多不理解	1. 每班评估肌力，肌力正常时指导下床活动； 2. 指导规律饮食，保障各类营养物质的摄入； 3. 指导患者正确胎动计数，每日胎心监测，观察胎动及胎心音情况； 4. 解释各项检查及治疗的意义，以取得家属及患者的支持与配合
生理功能	1. 消化功能； 2. 肾功能； 3. 心功能	1. 孕7⁺月饮食不规则，诉胃部不适，伴呕吐； 2. 泌尿超声：右肾中度积水，左肾轻度积水及结石； 3. 中度贫血：HGB 89 g/L； 4. 心电图示中度ST压低，T波异常，可疑前壁心肌缺血； 5. 心脏超声未见异常	1. 指导进食富含钾和铁食物，如海带、紫菜等，保障每日的摄入量； 2. 保障饮水量：每日饮水2000 mL，记录出入量； 3. 持续心电监护，尽早识别心律失常情况，并监测有无胸闷、心悸等不适
ICF自理能力	1. 躯体活动/移动； 2. 自理能力	1. 四肢可活动，翻身，不能独立行走； 2. BADL评分为55分，大部分需要人照顾	1. 评估肌力情况，保障安全的前提下适当离床； 2. 卧床期间须协助患者大小便、饮食、活动等
并发症风险	1. 跌倒； 2. 营养失调：低于机体需要量	1. Morse跌倒坠床风险评估40分，中风险； 2. 孕前BMI 21.6 kg/m²，饮食不规则，偶有呕吐，食欲一般	1. 签署24 h留陪人，指导正确搀扶患者方法； 2. 解释低钾血症所带来的风险，指导经口补钾及补铁等，纠正低钾及贫血

三、护理问题分析

该患者妊娠期出现四肢乏力的原因可能有哪些？当班护士应如何正确应对？结合主诉、病史、体征及辅助检查进行评判性思考及判断。

妊娠期出现四肢乏力的可能原因思维导图

四、个案思维要点

(1)注意补钾时机并及时复查血钾，避免补成高钾血症。对于少尿、无尿，肾功能衰竭患者，容易出现高钾血症，须特别注意。严格掌握见尿补钾的补钾时机，即尿量大于 30 mL/h，24 h 尿量超过 600 mL 才能补钾。

(2)在纠正低钾的同时须寻找低钾原因，同步对因治疗。首先要明确有无钾摄入不足。本例患者长期饮食不规则，饮食单一，食欲一般，导致其钾摄入不足。在护理该类患者时，要加强饮食宣教，指导健康生活方式。

(3)血钾正常后仍需要继续补钾 3~5 d，维持血钾浓度。正常机体每日对钾的需要量为 3~4 g，当血钾<3.5 mmol/L 时应每日补钾 6.0 g。静脉补钾进入细胞内较慢，细胞内外钾的平衡时间为 15 h，因此即使血钾正常后仍需要继续补钾 3~5 d。

(4)低钾血症相关的代谢性碱中毒可导致尿路结石发生。碱性尿液中磷酸钙或草酸钙溶解度降低，从而易患肾钙沉着症，促使近端小管对枸橼酸的重吸收增加。可应用枸橼酸钾联合碳酸钙补钙及碳酸钠片碱化尿液进行纠正酸碱失衡、电解质紊乱。

五、参考文献

[1] 宋薇薇，张世妹，尚涛.妊娠剧吐血钾水平及补钾治疗分析[J].中国实用妇科与产科杂志，2008(4)：306-307.

[2] 李乐之，路潜.外科护理学[M].5 版.北京：人民卫生出版社，2012.

[3] 王丽.严重低钾血症快速补钾的治疗及病因的临床分析[J].中国实用医药，2018，13

（18）：86-87.

［4］穆妮热·阿塔吾拉，郭艳英.低钾血症病因与发病机制的研究进展［J］.中国医药科学，2022，12（18）：39-43.

［5］王潇颖，崔丽梅，刘翠平.乏力首诊的低钾血症继发于干燥综合征1例并文献分析［J］.慢性病学杂志，2021，22（12）：1937-1940.

［6］曹旭，朱显军，杨艳，等.原发性醛固酮增多症合并无症状肾结石/肾钙沉着症的特征及其影响因素研究［J］.中国全科医学，2022，25（21）：2635-2639+2645.

［7］董睿，郭志勇.钾稳态及其代谢紊乱的诊治进展［J］.上海医学，2022，45（9）：606-609.

［8］郑周玲，唐晨姗.低钾血症合并高血压致U波异常酷似房性异位心律1例［J］.实用心电学杂志，2022，31（5）：368-370.

［9］陈婉红，卢昆林，庄小平，等.52例妊娠呕吐酸碱失衡临床分析［J］.中国现代医学杂志，2014，24（3）：74-76.

附录
个案护理(模板)

个案题目

介绍选择此个案的原因与意义。

一、案例介绍

【病史】

(一般资料、主诉、现病史、月经史、婚育史、既往史、个人史、家族史)

【体格检查】

【辅助检查】

【诊疗经过】

以时间轴呈现入院、病情变化、手术、转归。生命体征、检验结果、检查结果动态变化以图表呈现

【出院诊断】

二、护理评估及措施(附表1)

附表 1 护理评估与措施

评估维度	评估内容	评估情况	护理措施
疾病/病症			
健康状况			
生理功能			
ICF 自理能力			
并发症风险			

三、护理问题分析

以思维导图形式呈现,病情发生变化时患者主要护理问题的鉴别分析。

四、个案思维要点

提出观点与看法,存在的困难与限制,对护理工作的指导意义。

五、参考文献

参考文献格式按中华人民共和国国家标准(GB/T 7714—2015)《信息与文献著录规则》要求书写,文献应具有时效性。

图书在版编目(CIP)数据

高级助产学危重症疑难案例应急处置精选／陈云，
翟巾帼，罗太珍主编. —长沙：中南大学出版社，
2023.11
　　ISBN 978-7-5487-5488-6

Ⅰ. ①高… Ⅱ. ①陈… ②翟… ③罗… Ⅲ. ①高危
妊娠－诊疗②高危妊娠－护理 Ⅳ. ①R714.2②R473.71

中国国家版本馆 CIP 数据核字(2023)第 147130 号

高级助产学危重症疑难案例应急处置精选
GAOJI ZHUCHANXUE WEIZHONGZHENG YINAN ANLI YINGJI CHUZHI JINGXUAN

陈云　翟巾帼　罗太珍　主编

□责任编辑	陈　娜
□责任印制	李月腾
□出版发行	中南大学出版社
	社址：长沙市麓山南路　　　邮编：410083
	发行科电话：0731-88876770　　传真：0731-88710482
□印　　装	长沙鸿和印刷有限公司

□开　　本	710 mm×1000 mm 1/16　□印张 11.5　□字数 202 千字
□互联网+图书	二维码内容　图片 29 张　PDF 14 个
□版　　次	2023 年 11 月第 1 版　　□印次 2023 年 11 月第 1 次印刷
□书　　号	ISBN 978-7-5487-5488-6
□定　　价	68.00 元

图书出现印装问题，请与经销商调换